알기쉬운 연하장애

Principles and Practice of Dysphagia Management

쯔바하라 아키오 (椿原彰夫) 지음

한태륜 감수 · 오병모 옮김

군자출판사

알기쉬운 연하장애

PT・OT・ST・学生のためのやさしい嚥下障害の診療

첫째판 1쇄 인쇄 | 2011년 1월 25일
첫째판 1쇄 발행 | 2011년 2월 7일
둘째판 1쇄 발행 | 2015년 1월 5일

지 은 이	쯔바하라 아키오(椿原彰夫)
옮 긴 이	오병모
발 행 인	장주연
편집디자인	강미란
표지디자인	박미나
발 행 처	군자출판사
등 록	제 4-139호(1991. 6. 24)

본 사	(110-717) 서울특별시 종로구 인의동 112-1 동원회관 BD 6층	
	Tel. (02) 762-9194/5	Fax. (02) 764-0209
대 구 지 점	Tel. (053) 428-2748	Fax. (053) 428-2749
광 주 지 점	Tel. (062) 223-9492	Fax. (062) 223-9493
부 산 지 점	Tel. (051) 893-8989	Fax. (051) 893-8986

PO・OT・ST・GAKUSEINOTAMENO YASASHII ENGESHOGAI NO SHINRYO
© AKIO TSUBAHARA 2006
Originally published in Japan in 2006 by Nagai Shoten Co., Ltd.
Korean translation rights arranged through TOHAN CORPORATION, TOKYO.,
and SHINWON AGENCY CO., SEOUL

Korean Language Edition © 2011년, 알기쉬운 연하장애 / 군자출판사
본 서는 Nagai Shoten Co., Ltd.와의 계약에 의해 군자출판사에서 발행합니다.
본서의 내용 일부 혹은 전부를 무단으로 복제하는 것은 법으로 금지되어 있습니다.
www.koonja.co.kr

* 파본은 교환하여 드립니다.
* 검인은 저자와의 합의 하에 생략합니다.

ISBN 978-89-6278-347-6

정가 30,000원

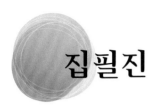

집필진

편집 ....

　　쪼바하라 아키오　　가와사키의과대학 재활의학 교수

집필자 ....

　　쪼바하라 아키오　　가와사키의과대학 재활의학 교수 _ 제 1-15, 19-22, 24-25, 27-46, 48-60 장
　　히라오카 아가메　　가와사키의과대학 재활의학 강사 _ 제 16, 17 장
　　이시이 마사유키　　가와사키의과대학 재활의학 강사 _ 제 18 장
　　미야자키 아키코　　가와사키의과대학 부속병원 재활센터 부주임, 언어치료사 _ 제 23 장
　　오오타 히로코　　　가와사키의과대학 부속병원 영양부 영양주임, 관리영양사 _ 제 26 장
　　니시테 야스하레　　(재)쿠라지키 중앙병원 재활센터 _ 제 47 장

번역 감수 ....

　　한태륜　　서울대학교 의과대학 재활의학교실 교수
　　　　　　　대한연하장애학회 회장

역자 ....

　　오병모　　서울대학교병원 재활의학과 진료교수

감수의 글

연하장애에 대한 의학적, 사회적 관심이 계속 높아지고 있습니다. 이는 부분적으로 고령화에 기인하고 있으나, 질병의 치유를 넘어 삶의 질 향상을 추구하는 현대 의학의 큰 흐름을 고려하면 당연한 귀결일 것입니다. 연하장애는 환자의 건강뿐만 아니라 삶의 질에도 심각한 결과를 초래할 수 있기 때문입니다.

이와 같이 증가하는 요구에 부응하기 위해 연하장애치료에 종사하는 의사, 치료사, 간호사, 영양사들과 함께, 지난 2009년 11월 대한연하장애학회를 설립하였고 창립 기념 심포지엄을 개최하였습니다. 그 때 해외초청 연자로 쯔바하라 박사를 초청하기로 결정하면서 조금도 주저함이 없었습니다. 그는 학문적인 성실성과 온화한 인품을 겸비한 뛰어난 학자로서 일본 섭식연하장애 재활학회를 이끌어 오고 있습니다. 또한 그는 연하장애에 대한 연구와 학술 교류에 앞장서고 있으며 연하장애 환자들을 위한 알기 쉬운 저서도 발간한 바 있습니다. 저는 저의 오랜 친구이기도 한 쯔바하라 박사의 저서가 국내에 소개된 것을 무엇보다 기쁘게 생각합니다.

연하장애의 진료는 여러 전문과목의 관심과 교류가 필수적이기 때문에, 다양한 전문과목의 의사와 간호사, 작업치료사, 언어치료사, 영양사 등 관련 직종이 함께 일하고 있습니다. 성공적인 재활을 위해서는 이뿐 아니라 간병인, 요양보호사, 환자와 가족의 참여도 필요하기 때문에, 연하장애에 대한 사회적 인식을 높이는 일을 병행해야 할 것입니다. 그러나 아직 국내에는 다양한 직종의 사람들이 쉽게 볼 수 있는 연하장애 입문서가 마땅히 없다고 생각합니다. 이러한 점에서 연하장애의 여러 분야를 쉽고 일목요연하게 정리하고 있는 이 책은 아주 적절한 시기에 번역되었다고 생각합니다. 연하장애의 진료에 저와 함께 참여하고 있는 오병모 교수가 충실하게 번역하였다고 믿습니다.

이 책이 연하장애에 대한 진료를 시작하는 분들께 큰 도움이 되길 바랍니다.

2010년 12월 　　한태륜　　서울대학교 의과대학 재활의학교실 교수
대한연하장애학회 회장

역자 서문

저는 지난 해 제1회 대한연하장애학회의 초청 연자로 오신 쯔바하라 교수님을 가까이서 모실 수 있는 영광을 누렸습니다. 호텔에서 학회장까지 이동하는 차 안에서 교수님께서 저술하신 책에 대한 이야기를 나눌 수 있었습니다. 우연히 번역에 대해 말씀을 드렸는데, 귀국 후 며칠 지나지 않아 국제 우편으로 책을 한 권 보내주셨습니다. 일을 벌여 놓고 보니 보통 힘든 일이 아니었습니다. '시간도 없으면서 왜 번역 같은 걸 한다고 했을까' 스스로를 자책하기도 여러 번. 그러나 제 인생의 소중한 몇 달을 투자하여 씨름하기에 전혀 아깝지 않은 양서라는 사실을 깨닫기까지는 그리 오래 걸리지 않았습니다.

사실 이 책을 읽기 전에는 학자로서 쯔바하라 교수님을 존경하였는데, 책을 읽으면서는 의사로서도 존경하게 되었습니다. 진단과 치료적 접근에 있어서 학문적으로 빈틈이 없으면서도, 한편으로는 연하장애 환자들이 느끼는 괴로움에 깊이 공감하는 인간적인 따뜻함이 배어 있었습니다. 진료 현장에서 느끼는 안타까움, 분노, 부끄러움, 결심 같은 것들이 전달되는 듯 했습니다.

본서에서 제시하는 연하장애 치료 시스템은 환자마다 목표를 설정하고(목표지향성), 여러 직종이 팀으로 접근하며(포괄성), 연하 기능(function)과 장애(disability)라는 관점(기능중심성)을 견실하게 유지하고 있습니다. 위의 세 가지는 사실 재활의학의 특징이기도 합니다. 영어로 출판되어 있는 연하장애 관련 서적들에서는 두드러지지 않는, 본서만의 장점이라고 하겠습니다.

제가 3년 전에 번역했던 졸역 '연하장애의 재활(후지시마 이찌로 著)'은 임상 현장에서 의료진이 사용할 수 있는 실제적인 지침서였습니다. 이 책은 연하장애 치료를 시작하는 의료진이나 전공의, 관련 학과 학생들, 그리고 여러 모양으로 노인분들을 돌보고 있는 사람들이 사용할 수 있는 입문서라고 할 수 있겠습니다. 아무쪼록 본서가 많은 분들에게 도움이 되었으면 좋겠습니다. 부족한 일본어 실력 탓에 본서의 초벌 번역과정에서 전문 번역가의 도움을 받았음을 밝혀 둡니다. 꼼꼼하게 교정을 도와준 황병관 전공의와 박지홍 선생에게 감사를 드립니다.

본서를 감수해 주신 한태륜 교수님께는 뭐라고 감사를 드려야 할지 모르겠습니다. 제가 가진 연하장애 관련 지식 중에서 한 교수님의 가르침에 기대지 않은 것이 조금도 없습니다. 지난 번 번역과 마찬가지로 본서의 번역에도 든든한 조언자가 되어주신 아버지께도 깊이 감사드립니다. 흔쾌히 출판을 결정해 주신 군자출판사에도 감사드립니다. 바쁘게 사는 것이 병인지라 번역을 끝낼 때 즈음에는 벌써 다음 책을 생각하고 있었습니다. '일반인들을 위한 쉬운 책'이라는 생각의 씨앗이 언제 열매 맺을지 두고볼 일입니다. 상기 환자 (일 중독자)를 남편으로 둔 아내에게는 심심한 위로와 함께 맛있는 저녁 식사를 공약(公約)합니다. 노인성 연하장애가 발생되기 전에 어서.

2010년 12월   역자 오병모

저자 서문

제가 처음으로 연하장애에 대한 강의를 들은 것은 1981년이었던 것으로 기억합니다. 물론 연하장애로 어려움을 겪는 환자에 대한 재활의료는 그 당시 일본에서 거의 알려지지 않았습니다. 연하장애 환자에게 어떤 방법으로라도 행복을 되찾아 주어야 한다고 주장하는 강연자의 뜨거운 마음은 아쉽게도 잘 전달되지 않았고, 나에게는 오히려 고통스러웠던 한 시간으로 기억됩니다. 그것은 그 강의가 '이설골근(geniohyoid), 악설골근(mylohyoid), 이복근(digastric), 경돌설골근(stylohyoid), 갑상설골근(thyrohyoid) 등이 연하에 중요하다' 라는 해부학적인 내용으로 시작되었기 때문이었습니다. '대퇴사두근이나 상완이두근이라면 익히 알고 있지만...' 재활의학과 의사다운 변명을 하면서 하품을 해 가며 강의를 들었던 것이 새삼 떠오릅니다. 나의 기억이 틀리지 않다면, 게을렀던 의과대학생 시절에도, 연하기능에 관련된 이런 근육에 대해서는 착실하게 배우거나 공부하지 못했던 것 같습니다.

그로부터 2년 후, 게이오대학 쯔키가세 재활센터에서 일하게 된 나에게 연하장애 환자들이 차츰 찾아오게 되었습니다. '좀 더 진지하게 공부했으면 좋았을 텐데..' 하고 후회해봤자 이미 늦었습니다. 장애인을 도와주는 것이 재활의학과 의사의 역할인데 바로 그 의사인 내가 방치한다면 그 누구도 달리 도와줄 사람이 없었기 때문입니다. 이것을 생각하니 전심전력을 다해 공부하는 수밖에 달리 방법이 없었습니다. 그래서 비디오투시연하검사를 보는 시능을 하면서 연구를 시작하게 된 것입니다. 지금 와서 생각해 보면, 악설골근이라는 이름을 알지 못해도 연하장애의 재활 치료를 시행하는 일에는 문제가 없습니다. 설골과 하악을 연결하는 근육, 즉 설골상근육군(suprahyoid muscles)이 연하반사시 수축하는 것만 알고 있으면, 개개 근육의 명칭은 거의 알지 못해도 치료 전략을 세울 수 있기 때문입니다.

고령화 사회를 맞이한 현재, 끊임없이 많은 연하장애 환자가 진료를 받고 있습니다. 재활의료 분야에서 일하기 원하는 여러분들은 반드시 연하장애의 재활에 대해 이해해야 합니다. 그래서 과거 내가 경험한 쓰라린 기분을 느끼지 않고 쉽게 공부할 수 있는 입문서를 쓰려고 결심했습니다. 밤을 새워 외워야 할 것 같은 내용은 최대한 생략했습니다. 이 책은 연하장애를 전혀 모르는 초보자용 교과서이므로 추리소설을 읽는 정도의 편한 기분으로 읽어 주면 고맙겠습니다.

이 책은 재활 분야에 종사하는 물리치료사, 작업치료사, 언어치료사, 간호사, 요양보호사와 관련 분야 학생들, 그리고 연하장애에 관심있는 의사나 의과대학생을 위해 만들어졌습니다. 부디 이 책을 읽는 독자들께서 연하장애로 고생하는 환자들에게 큰 행복을 되찾아 주는 사회를 만들어 주시기를 부탁드립니다.

쯔바하라 아키오

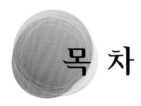

목 차

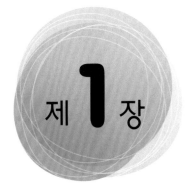

제 **1** 장

연하장애의 기초

당신도 연하장애 환자?

I. 연하장애란?

음식물을 삼키는 것을 '연하(嚥下)'라고 합니다. 그래서 연하장애란 '삼키기 어려운 것', 또는 '먹은 것이 후두나 기관에 잘못 들어간 것(흡인[1])'을 의미합니다. 그러나 실제는 그렇게 간단한 설명으로 알 수 있는 것은 아닙니다.

나는 강연을 시작할 때 "여러분 중에 식사하다가 사례든 적 있는 분, 손을 들어 주세요."라고 요청합니다. 청중이 젊은 사람들로만 구성되어 있을 때는 좀 다르지만, 대체로 반 이상이 손을 듭니다. "당신도 연하장애입니다. 그런데 실은 저도 때때로 사례듭니다. 우린 동지네요"라고 말하면, "와~"하고 웃음이 터집니다. 실은 연하장애라는 장애는 '여기까지는 연하장애'라고 경계선을 그을 수 있는 것이 아닙니다(그림 1-1).

일반적인 질병은 비정상과 정상과의 경계가 확실한 경우가 많은 듯 합니다. 예컨대 감기의 경우 어느 날 갑자기 기침을 하게 된다거나 열이 납니다. 환자 자신도 '감기에 걸렸다'라고 질병상태와 건강한 상태를 쉽게 명확히 구분합니다. '요즘 위 상태가 안좋다'라고 느끼고 병원을 방문하면 "위암인지 모르니 검사해 봅시다"라고 합니다. 위 촬영의 결과 위궤양이라고 진단되면 한시름 놓습니다. 일반적으로 질병 진단에는 악성이냐 양성이냐 정상이냐 등과 같이 두 가지 아니면 세 가지로 확실하게 식별하게 됩니다.

그러나 연하장애의 경우에는 의학적 개념이 조금 다릅니다(그림 1-2). 연하장애는 나이가 들면 뛰는 것이 느려지는 것과 같다고 생각하면 이해하기 쉽습니다. 뛰는 것이 늦은 고령자를 보고 병이 있다고 생각하는 사람은 없겠지요. 그런데 전혀 뛰지 못하거나 걷는 것이 불안정하게 되면 누구든지 '저 사람은 장애가 있나 보다'라고 생각하게 되지요. 연하장애도 이와 같아서 어느 날 갑자기 증세가 나타나는 경우뿐만 아니라, 서서히 나빠지고 문제가 심각해진 후에야 비정상이 아닐까 하고 의심하게 되는 경우가 많습니다. 연하장애의 대표적 질환이라고 말하는 뇌졸중만 해도 거의 대부분의 환자는 증세가 나타나는(발병) 초기에는 가볍게 '사례가 자주 든다'는 증상을 호소하는 정도로 지내다가 며칠 안으로 좋아지곤 합니다. 그런데 그 중에는 자주 열이 나서 고생하다가 결국 금식 처방을 받는 환자도 있습니다. 연하장애에 관한 한, 건강과 장애와의 경계가 명확하지 않다

---

1 영어 'aspiration'이라는 용어는 '빨아들인다'는 뜻을 가진 'aspirate'의 명사형으로, 의학에서는 '기도로 음식물이나 이물질이 들어가는 것'을 의미하며, 우리말로는 보통 '흡인(吸引)'으로 번역된다. 일본에서는 '잘못된 삼킴'이라는 뜻의 '오연(誤嚥)'이라는 용어를 사용하고 있어서 영어의 'aspiration'과 달리 '연하과정에서 발생한 흡인'이라는 병태생리까지 시사하고 있다. 우리나라에서는 음압을 이용해 분비물을 뽑아내는 'suction'도 '흡인'으로 번역하고 있어 혼동의 여지가 있음을 감안할 때, 역자는 '오연'이라는 용어를 적극적으로 사용할 필요가 있다고 생각한다. 또한 '오연(誤嚥)'은 표준국어대사전(국립국어원)에도 수록되어 있는 표제어이다. 그러나, 본서에서는 현재 널리 사용되는 '흡인'으로 주로 번역하였다. (역자 주)

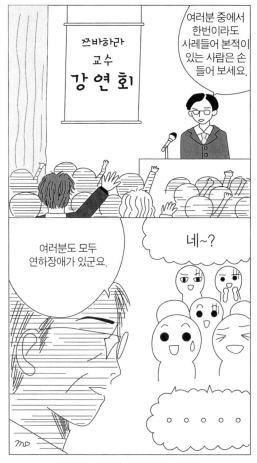

그림 1-1 당신도 연하장애 환자

고 생각하는 것이 적절합니다. 따라서 임상진단도 연하장애가 '있다' 또는 '없다' 라고 구별하는 것이 중요한 것이 아니라, 비정상의 정도가 어느 정도인지, 변화하고 있는지, 일상생활에서 문제가 되는지, 생명을 위협하는지 등을 끝까지 확인하는 것이 중요합니다.

II. 임상적으로 문제가 되는 연하장애

앞서 이야기한 것처럼, 일상 생활을 건강하게 해내는 사람이라도 때때로 사레드는 증상을 보일 수 있습니다. 그러나 그 정도를 가지고 '연하장애' 라고 진단하는 의사는 당연히 없습니다. 우리들이 임상 현장에서 문제시하는 연하장애란 일상생활에 있어서 섭식 문제로 어려움을 겪는 경우, 또는 발열, 체중감소, 폐렴 등의 병을 일으키는 경우를 말합니다. 그리고 그렇게 될 가능성이 매우 높은 고위험군, 말하자면 예비군도 포함될 수 있습니다. 뒤에 서술하겠지만, 연하장애는 중증도에 따라 나누어 생각하는 것이 좋습니다. 즉, 치료가 필요한 경

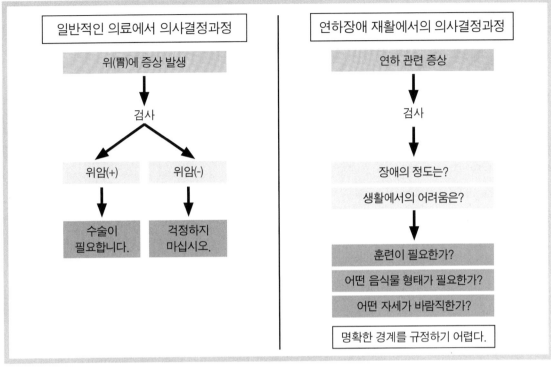

그림 1-2 **일반적 의료와 연하장애치료의 차이점**

우와 필요치 않는 경우, 예방적 조치가 필요한 경우 등 면밀한 평가에 의해 정확히 판단해서 대처해야 합니다.

　일본은 고령 사회로 들어섰으므로 특히 중요하다 할 수 있는 것이 예방적 조치입니다. 지체장애의 영역에서는 '개호예방' 이라 부르는데, 연하기능에 관해서도 고령에 따른 기능저하를 예방하는 것이 중요합니다. 특히 입안을 청결하게 유지하는 일(구강 케어)이나, 음식물의 형태에 대한 조절, 가족에 대한 생활지도가 중요합니다. 상세한 사항은 뒤에 설명하겠습니다.

MEMO 고령사회 `>>>`

일본은 2010년을 최고점으로 해서 인구가 감소해 가고 있는 것처럼 보입니다. 그러나 이것은 생산연령층(15~ 64세) 인구의 감소이고, 고령 인구는 지금도 증가를 계속해서 2050년경에 최고점을 맞이할 것이라고 예측되고 있습니다. 따라서 고령자의 비율은 35%이상이 될 듯 합니다. 이것은 도회지를 포함한 일본 전국의 평균이고, 지역에 따라서는 태반이 고령자인 시(市), 정(町), 촌(村)[2]도 출현할 것입니다. 이는 수발하는 인적 자원이 감소하는 것도 의미하므로 병으로 몸져 누워 일어나지 못하면 죽음에 직면하게 되며, 나아가서는 평균 수명의 저하로 이어질 수 있습니다. 연하장애가 있는 고령자는 특히 중대한 의학적 문제에 직면하게 될 것이므로 국민 모두가 진지하게 이 문제에 대처해야 하겠습니다.

---

2 우리나라의 '시, 군, 면' 에 해당한다. (역자 주)

III. 연하장애 및 섭식 · 연하장애

최근에는 연하장애에 관한 교과서가 많이 출판되었습니다. 책에 따라서 '연하장애' 로 표기된 경우가 있는가 하면 '섭식 · 연하장애' 라는 용어를 사용한 경우도 있습니다. 어떻게 다를까요? 정확하게 해석한다면 '연하' 란 '음식물을 삼키는 것' 만을 말하고, '섭식' 은 '음식을 먹는 것' 전체를 의미하고 있습니다. 음식물을 먹는 것은 입에 넣기 전부터 시작합니다. 무엇을 먹을까 하는 계획, 어느 정도의 양을 입안에 넣을까를 무의식적으로 결정하는 것이 시작입니다. 입안에 넣은 음식물은 씹어 부수어 형태를 정돈해서 삼킵니다. 먹는 것의 장애는 삼키는 것뿐만 아니라 씹어 부수는 것의 장애, 형태를 바꾸어 삼키기 좋도록 정리하는 기능의 장애까지 포함하고 있으므로 사실은 '연하장애' 란 말로서는 불충분하다고 말할 수 있을 것입니다. 하지만 그렇다 하더라도 이와 같은 장애를 가진 환자에게 '섭식 장애' 라는 용어는 사용하지 않습니다. 연하라는 단어가 의학적 관심을 받기 훨씬 이전부터 '섭식장애' 라는 용어가 존재하여 다른 의미로 사용되어 왔기 때문입니다.[3] '섭식장애' 는 신경성 식욕부진(anorexia nervosa), 신경성폭식증(bulimia nervosa) 같은 문제를 말합니다. 심리적으로 비정상적인 관련이 있어 음식물을 섭취하는 것이 두렵거나 먹은 음식물을 토해내거나 하는 경우를 의미하고 있습니다. 그래서 기질적인 이상에 의해 먹는 것에 장애가 생긴 경우를 '섭식 · 연하장애' 로 명명하게 된 것입니다. 그러나 이 명칭은 길기 때문에 일반적으로는 줄여서 '연하장애' 라고 부르는 경우가 많습니다.

 Coffee Break　사레드는 증상

사레는 식사 때에 음식물이 목 안에 막혀서 기침을 하는 것인데, 연하 전문가들은 이 용어의 일본어 용어를 정하는 것을 두고 고심하고 있습니다. 동사로는 '사레든다(무세루, むせる)' 는 말이 사전에도 실려있는데, 명사형이 없습니다. 임상적으로 '사레(무세, むせ)' 라고 부르고는 있지만, 사전에는 이 말이 없습니다.[4] 영어로는 'cough' 인데 '기침' 이라고 번역해 버리면 의미가 달라집니다. '사레(무세, むせ)' 라는 신조어를 만들어버리자는 제안도 있었는데 반대하시는 분들도 있었습니다. 일본어란 참 어렵네요.

---

3 섭식장애는 '식이장애' 또는 '먹기장애' 라고도 번역되며, 영어로는 'eating disorder' 로 표기한다. 비정상적인 음식섭취와 관련된 정신과적 질환을 일컫는 광범위한 용어이며, 대표적인 질환으로는 음식을 먹지 않는 신경성식욕부진(anorexia nervosa), 반복적인 폭식에 이어 구토나 설사 등으로 체중을 유지하는 신경성폭식증(bulimia nervosa), 찰흙이나 종이와 같이 음식이 아닌 물질에 비정상적인 식욕을 느끼는 이식증(pica) 등이 있다. (역자 주)

4 다행하게도 우리말에는 '사레' 라는 명사형이 있다. '사레' 는 '음식을 잘못 삼켜 기관(氣管) 쪽으로 들어가게 되었을 때 갑자기 기침처럼 뿜어 나오는 기운' 으로 정의되기 때문에, 의학 용어로서도 손색이 없다. 사레를 의학적으로 표현하면 '기침이라는 증상으로 나타난 음식물의 흡인(또는 오연)' 이라고 기술할 수 있다. (역자 주)

2 연하장애는 완치되지 않는다

Ⅰ. 연하장애 재활치료의 유행

1950년까지는 음식물을 삼키는 데 장애가 발생하는 경우는 치료가 되지 않는다고 생각했습니다. 그러나 1950년대에 들어와서 연하장애에 대한 외과적 치료가 고안됨에 따라, 일본에서도 '윤상인두근 절단술(crico-pharyngeal myotomy)' 이란 수술이 1970년대부터 시행되었습니다. 1980년대에는 수술 없이 기능 훈련만으로 도 섭식이 가능하게 되는 경우가 있음을 알게 되었습니다. 그 후 서서히 재활치료 기법이 개발되어 오늘에 이르렀습니다(표 1-1).

고령화가 진행된 일본에서는 연하장애 환자에 대한 재활치료가 필수적인 것이 되었습니다. 의료제도 가운데서도 '섭식기능요법' 이란 명칭이 사용되고, 기능훈련이 보험적용대상이 되었습니다. 그리고 2006년의 의료

표 1-1 연하장애 재활의 역사적 배경

19C초	Magendie F	연하운동의 3상 (세 단계) 기술
1883	Kronekker H	연하운동의 기초 연구
1898	Cannon WB	X-선을 사용한 식도의 연구
1911	Schreiber J	구강 인두내압의 측정
1916	Miller FR	연하의 반사궁에 관한 연구
1918	Pommerenke WT	연하의 반사궁에 관한 연구
1951	Kaplan S	윤상인두근 절단술
1956	Hukuhara T	연하호흡에 관한 연구
1972	Larsen GL	Rehabilitation for dysphagic patients (논문)
1973	히라노 미노루(平野 実)	윤상인두근 절단술
1975	Car A	연하중추(고립로핵)에 관한 연구
1982	구보타 도시오(窪田俊夫)	물 넘기기 검사
1983	Holstege G	연하중추(의문핵)에 관한 연구
1983	Logemann JA	Evaluation and treatment of swallowing disorders (교과서)
1983	Groher ME	Dysphagia - Diagnosis and management (교과서)
1985	사이토 에이이치(才藤栄一)	연하장애의 재활 (논문)
1986	의학저널 Dysphagia (Springer Co.) 창간	
1992	Dysphagia Research Society (USA) 설립	
1995	일본 섭식, 연하 재활학회 (JSDR) 설립	

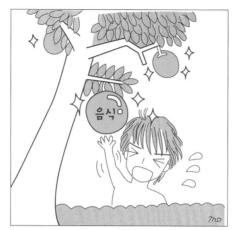

그림 1-3 제우스의 아들 탄타루스(Tantalus)가 받은 벌(그리스 신화)
탄타루스는 자식을 죽여 그 고기를 만찬에 내놓았는데 그것을 알게 된 제우스가 형벌을 내렸다. 연못 가운데서 나무 열매를 따 먹으려고 하면 가지가 멀어져서 닿지 못하고, 물을 마시려고 하면 물이 말라버리는 벌이었다. Tantalize(안달하게 하다, 감질나게 하다)라는 단어는 이 신화에서 파생되었다고 한다.

수가 개정에서는 3개월간 매일 시행할 수 있도록 인정을 받게 되었습니다.

II. 너무나 괴롭다! 중증의 연하장애

여러분이 어느 날 "지금부터는 밥을 먹는 것은 금지입니다. 관을 사용해서 유동식 주입(경관영양)만 합시다"라는 말을 듣는다면 어떻겠습니까? '먹을 필요가 없으니 잘됐군' 하고 생각할 사람은 아무도 없을 것이며, 누구나 '난 도저히 못참아' 라고 하겠지요. 연하장애 때문에 금식 조치를 당한 환자들은 매일 그와 같은 기분이 들기 마련입니다. 더구나 옆에 앉아 있는 환자가 식사하고 있는 것을 곁눈으로 보아야 하는 경우라면 아마도 지옥과 같이 괴로운 처지일 것입니다(그림 1-3). 우리 의료인들은 그러한 환자에게 조금이라도 음식을 드실 수 있게 하려고, 효과적인 재활치료를 개발하기 위해 힘을 쏟고 있습니다.

III. 재활치료는 삶의 질(Quality of Life, QoL)을 개선한다.

연하장애의 재활을 시행하면 분명히 많은 환자들이 식사를 할 수 있게 됩니다. 그러나 치료를 받았다고 해서 환자의 연하장애가 완전히 사라지는 것은 아닙니다. 항생제에 의한 치료로 폐렴이 완치된 환자와는 상황이 매우 다릅니다. 연하장애는 폐렴과 같이 완치되는 경우는 거의 없다고 할 수 있습니다.

'뭐라고, 재활치료를 해도 연하장애가 낫지 않아?' 라고 실망하지 말아주세요. 이미 설명한 바와 같이 원래 연하장애는 건강과 장애와의 경계가 분명한 것이 아닙니다. 때때로 사레드는 증상을 보이는 정도의, 건강한 사람이라고 할 수 있는 가벼운 증상(경증례)에서부터 전혀 섭식이 불가능한 중증례까지 여러 가지입니다. 즉 연하장애는 중증도로 나누어 생각하는 것이 좋습니다. 그러한 기준에서, 기능훈련을 통해 중증도가 가벼워지고 음식물을 입으로 모두 섭취하면서 생활할 수 있게 되는 경우가 대부분입니다. 입으로는 전혀 섭취가 불가능하여 경관영양만 의지했던 환자들 가운데는 섭식자세를 조정했더니 먹을 수 있게 된 경우도 있습니다. 또, 음식물의 형태를 수정하여 섭식 가능하게 된 경우도 있습니다. 이런 경우에 '나았다' 고 말하지는 않지만 지옥과 같이 괴로운 매일에서 해방된 것은 분명합니다. '작은 행복을 다시 찾았음' 은 틀림 없습니다.

연하장애의 재활치료는 완치하는 것이 목적이 아니고 삶의 질, 즉 QoL(Quality of Life)을 높이는 것이 목표인 것입니다.

MEMO 재활(Rehabilitation) >>>

일반인에게 "재활이라는 말의 의미를 알고 있습니까?" 라는 질문을 하면 "기능 훈련이지요?" 라고 답하시는 분이 많은데, rehabilitation이라는 영어 단어는 결코 기능훈련만을 의미하는 것이 아닙니다. 'Re' 와 'habilitation' 이 조합한 말인데 're' 는 '한번 더, 또다시' 의 의미이고, 'habilitation' 은 '능력, 거주하다, 적합하다' 라는 내용을 나타내고 있습니다. 즉, 재활은 '다시 한번 능력을 회복하여 사회생활에 적합하게 하기 위한 과정' 이라는 내용이 됩니다. 바꿔 말하면 '사회복귀, 사회참여를 돕는 것' 이 됩니다. 기능훈련만이 아니라 심리적, 사회적, 경제적, 교육적으로도 많은 사람들의 지원과 협력이 중요합니다.

섭식을 가능하게 하는 재활치료

I. 연하장애에 대한 재활의 효과

연하장애는 완치되지 않는다고 했지만, 재활 치료는 대단히 효과적인 접근법입니다. 예컨대 한쪽의 대뇌에 뇌졸중이 발생한 환자가 급성기를 지나서도 경관영양에 의존할 수밖에 없는 중증의 연하장애를 보이는 경우에도 재활 치료를 통해 절반 정도의 환자들은 경관영양이 불필요하게 됩니다. 나머지 반 정도의 환자들도 음식물을 전량 섭취할 수는 없더라도 거의 대부분 어떠한 형태로든 섭식이 가능하게 됩니다. 설암이나 인두암 등의 이비인후과 질환의 수술 후에 발생하는 연하장애는 80% 이상의 환자가 재활 치료를 통해 전량 경구로 섭취할 수 있습니다.

재활 치료를 하지 않았다면 일생 동안 아무것도 먹지 못하고 생활할 수밖에 없다는 것을 생각하면 하늘과 땅 만큼의 차이가 있다고 해도 과언이 아닐 것입니다.

II. 연하장애 재활의 의료체계

이 책에서 지금까지 연하장애는 재활 치료가 중요하다고 역설했는데, 여러분 중 많은 분들은 "음식물을 입에 넣어서 먹는 훈련 = 연하장애 재활" 이라는 공식을 틀림없이 머리 속에 그리고 있을 것입니다. 그러나 그처럼 단편적으로 생각해서는 안됩니다. 신문이나 TV 등의 매스컴에서 연하 재활에 관해 다룰 때도 많은 분들이 먹는 훈련만을 한다고 오해하고 있습니다.

연하장애 재활 의료를 시행함에 있어서 가장 중요한 점은 입안이 청결할 것과 어느 정도의 체력을 개선할 것, 영양 균형과 수분 보급이 양호한 상태로 유지할 것 등입니다. 또한 전문적인 치료를 계획해야 하는데, 먼저 기능을 평가하는 것을 잊어서는 안됩니다. 평가에는 진찰을 통해 조사하는 방법과 검사를 사용하여 진단하는 방법이 있습니다. 최초에는 문진으로부터 진찰하는 것이 기본입니다. 그 결과 문제가 의심되면 검사를 시행합니다. 주된 검사로는 비디오투시 연하검사(video fluoroscopic examination of swallowing: VFS)와[5] 연하내시경 검사(video endoscopic examination of swallowing, VE 또는 Fiberoptic endoscopic evaluation of swallowing,

---

5 원문에는 '연하조영(嚥下造影)검사' 로 기술되어 있으나 본서에서는 국내에서 널리 사용 중인 '비디오투시 연하검사' 로 번역하였고, 약자도 원문의 VF 대신에 VFS를 사용하였다. (역자 주)

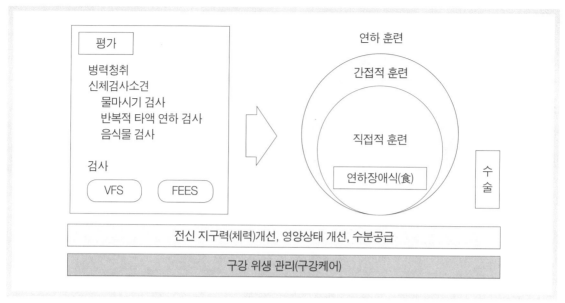

그림 1-4 **연하장애 재활의 의료체계**

FEES)가[6] 있습니다. 그 상세한 내용은 후술하겠습니다.

평가에 근거하여 치료의 계획을 세우는데, 평가 후에 곧바로 입으로 음식물을 섭취하도록 하지는 않습니다. 실제로 연하훈련에는 음식물을 섭취하지 않고 시행하는 "간접적 훈련(indirect training)" 과 음식물을 경구 섭취시켜서 시행하는 '직접적 훈련(direct training)' 이 있습니다. '연하훈련=직접적 훈련' 으로 오해하는 분이 많은 것 같은데, 적응증을 꼼꼼하게 확인하는 것이 중요합니다(그림 1-4).

III. 한 평생을 지켜봐야 할 연하장애

연하장애에는 재활치료가 효과적이지만, 이미 서술한 바와 같이 완치되지 않는 경우가 많습니다. 한번 섭식 가능하게 되었다 해도 갑자기 상황이 변해서 섭식이 불가능해지는 경우도 있습니다. 고령자의 경우, 감기에 걸리거나 여름철에 탈수증이 발생하는 상황에는 특히 주의해야 합니다.

재활치료로 효과를 본 환자라고 하더라도 평생에 걸쳐서 연하장애에 대해 주의를 기울이는 것이 중요합니다. 이와 같은 일은 주치의나 방문간호를 담당하는 간호사에게 미리 알려 두어야 합니다.

---

6 국제적으로는 Fiberoptic endoscopic evaluation of swallowing (FEES)라는 용어가 더 널리 통용되고 있어서 대부분의 경우 원문의 VE 대신에 FEES를 사용하였다. (역자 주)

4 연하장애 환자도 안전하게 먹도록 도와줍시다!

Ⅰ. 연하장애에 대한 재활치료시 주의할 점

　연하장애가 있는 환자에게 재활 치료를 시행하면 확실히 많은 분들이 입으로 먹을 수 있게 됩니다. 그렇다고 해서 어제까지 경관영양을 의지해 왔던 환자에게 갑자기 입으로 식사를 시작하는 것은 대단히 위험합니다. 연하장애 환자의 문제는 단지 음식물을 삼키지 못하는 것뿐만이 아닙니다. 물론 씹어 부수는 것(저작, 咀嚼)이 어려운 것만도 아닙니다. 음식물이 '꿀꺽' 하고 연하되지 않는 것은 그 음식물이 식도로 가지 않고 잘못되어 후두나 기관으로 흘러 들어갈 위험성도 있다는 뜻이기 때문입니다.

　음식물이 기관 안으로 들어가는 것을 '흡인'[7]이라고 합니다. 다량의 흡인이 발생하면 폐 안으로 들어간 음식물이 반응을 일으켜 폐렴을 일으킵니다. 너무 많은 양의 흡인이 발생한 경우에는 후두나 기관을 막아서 질식이 될 수도 있습니다. 따라서 연하장애의 재활의료는 폐렴이나 질식 등의 생명을 위협하는 위험과 표리(表裏)를 이루는 관계임을 잊어서는 안됩니다(그림 1-5).

　처음으로 기능훈련을 개시하는 경우에는 먼저 연하기능의 평가를 통해 어떤 자세로 어떤 형태의 음식물을 섭취할 수 있을지 검토하는 것이 중요합니다. 환자에 따라서 아무리 연구해 보아도 섭식을 통한 기능훈련이

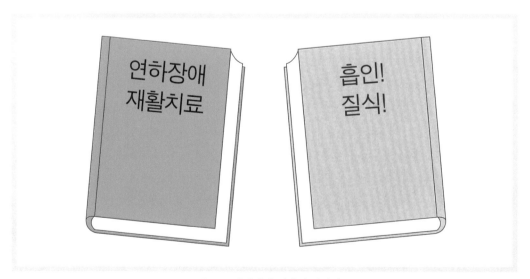

그림 1-5 연하장애 재활의 위험성

7　3쪽의 각주 참조

위험하다고 판단되는 경우도 있습니다. 이같은 경우에는 음식물 섭취를 시행하지 않는 간접적 연하훈련부터 시작하여 서두르지 않는 것이 중요합니다. 작은 장애를 극복하게 되면 그 후에 입으로 먹는 것을 시작할 수 있게 되는 경우도 적지 않습니다.

II. 안전한 식사를 위해서는…

연하훈련의 상세한 내용은 나중에 설명하겠지만, 안전하게 먹도록 하기 위해서 알아두어야 할 세가지 포인트는 다음과 같습니다. 첫째, 기능평가를 통해 병태를 정확히 파악할 것, 둘째, 전신상태를 개선한 후 섭식을 시작할 것, 셋째, 경부(목)와 체간(몸통)의 각도나 음식물 형태에 따라 섭식의 난이도가 다르다는 것입니다. 이와 같은 사항을 이해하기 위해서는 반드시 섭식, 연하의 매커니즘에 관한 해부학과 생리학을 공부하는 것이 필요합니다. 어느 부분의 기능이 저하되어 있는가를 이해함으로써 환자에 따라 적절한 치료방법을 선택할 수 있습니다. 이는 피해갈 수 없는 길이므로 열심히 공부해 주세요. 결코 어려운 일은 아닙니다.

> ### MEMO 오연(誤嚥)[8]과 오음(誤飲)[9] >>>
>
> 입으로 먹은 음식은 목(인두)을 거친 후 식도로 흘러내려갑니다. 식도는 기관보다는 뒤에 위치해있고 보통은 납작합니다. 그러나 인두의 하부에서 잘못되어 전방에 있는 후두 안으로 들어가 기관 안으로 더 흘러들어가기도 하는데 이것을 '오연(誤嚥)' 이라고 합니다. 건강한 사람은 음식물이 후두 안에 들어가지 않도록 방지기구가 작동하는데, 이에 관해서는 뒤에 상세히 설명하겠습니다.
>
> 한편 '오음(誤飲)' 이란 식품이 아닌 물건을 삼키는 것입니다. 예컨대 아기가 작은 장난감이나 담배, 건조제 등을 잘못해서 입에 넣어 삼켜버리는 경우 등입니다. '오연' 도 '오음' 도 위험하긴 마찬가지이지만, 의미가 다르므로 구급사태가 발생한 때는 정확한 용어를 사용하도록 주의해야 합니다.

---

8 7쪽의 역주 참조
9 우리나라에서 '오음' 이란 용어는 사용하지 않는다. 영어에서 음식이 아닌 물건을 섭취하는 행위에 대해서는 물체에 초점을 맞추어 'foreign body (이물질)' 이란 용어를 사용하고, 물체가 기도로 들어간 경우는 'foreign body aspiration (흡인)' , 위장관으로 들어간 경우는 'foreign body ingestion (섭취)' 으로 표현한다. 영어 교과서의 단순한 번역을 넘어서, 독자적으로 학문적 엄밀성을 추구하는 일본 학계의 성향을 엿볼 수 있는 대목이다. (역자 주)

연하장애 치료팀에 참여해 주세요

I. 한 사람으로는 불가능한 연하장애 재활

    재활의학에 일반적으로 공통되는 것인데, 특히 연하장애 재활 치료는 한 사람의 의료직으로는 달성되지 않습니다. 아무리 유능한 의사가 애를 쓴다고 해도 연하장애 환자에 대한 기능평가, 구강케어, 간접적 연하훈련, 하루에 3회의 직접적 연하 훈련, 식사 수발 등을 모두 시행하는 것은 불가능합니다. 따라서 성공적인 연하장애의 재활치료를 위해서는 여러 직종이 참여하는 팀(team) 접근법이 불가결한 것입니다(그림 1-6).

    일반적으로 연하장애의 치료에 참가하는 직종은 의사나 치과의사 이외에 간호사(nurse), 물리치료사(physical therapist: PT), 작업치료사(occupational therapist: OT), 언어치료사(speach therapist: ST), 치과위생사(dental hygienist: DH), 영양사(dietitian), 관리영양사(registered dietitian), 조리사(cook) 등이 있습니다(그림 1-7).

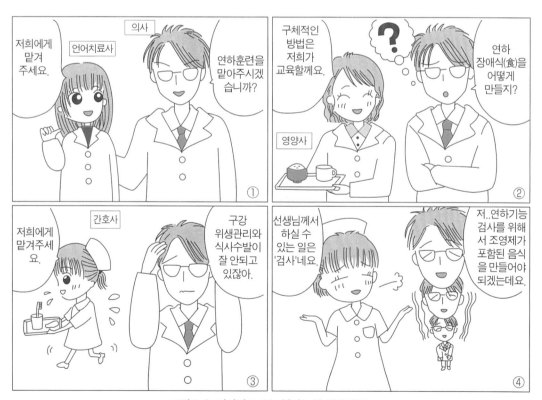

그림 1-6 의사만으로는 불가능한 연하치료

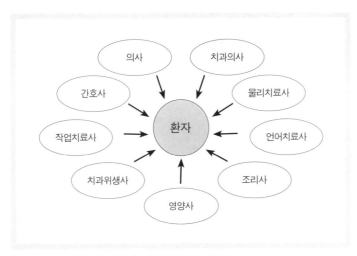

그림 1-7 **연하장애의 의료팀**

사회복지 영역에서는 별도로 개호(수발)복지사(care worker: CW)나 홈 헬퍼(home helper)도 활동하고 있습니다. 각 전문직은 각각의 역할이 있어, 그 전문성을 최대한으로 발휘하는 것이 환자의 기능개선에 도움을 줍니다. 각 직종의 구체적인 역할에 관한 상세한 것은 후술하겠지만, 독자 여러분께서도 부디 의료팀에 참여해 주시기를 부탁드립니다.

II. 좋은 팀의 조건

최근 의료 분야에서는 '팀의료가 중요하다' 고 흔히 말하고 있는데, 결코 여러 직종이 다 갖추어져 있어야만 좋은 팀이라고 할 수는 없습니다. 물론 직원의 수가 많아야 하는 것도 아닙니다. 그 반대로 한 사람의 환자에 관여하는 전문직의 수가 많으면 많을 수록 의견의 통일이 어려워지고 치료의 방향이 정해지지 않는 경우도 있습니다. 재활 치료를 시행할 좋은 의료팀이라면 일정한 조건을 갖추는 것이 중요합니다.

가장 중요한 것은, 여러 의료직의 전문성을 서로가 존중하면서 협력하는 문화입니다. 연하장애 재활의 경우에 각 직종간의 치료 내용의 경계가 명확하지 않으므로 그 의료기관에 알맞는 역할을 미리 정해 놓는 것이 중요합니다. 또한 각자의 역할이 중요한 것임을 충분히 서로 인식하는 것이 중요합니다. 둘째로 사소한 일이라고 해도 서로의 의견을 아주 쉽게 이야기 할 수 있는 분위기를 조성하는데 신경을 써야 합니다. 이는 각 직종이 매일 의견을 교환함으로써 환자의 문제를 분명하게 이해할 수 있기 때문입니다. 셋째로, 정기적인 컨퍼런스나 스탭 미팅 등, 치료의 목적과 목표를 설정하고 치료 방법에 관해서 토의하는 자리를 마련해야 한다는 것입니다. 또한 치료에 관해서는 서로 합의하여 통일된 치료방침을 함께 공유하는 것이 중요합니다. 그러기 위해서는 팀 리더(leader)의 존재도 필요합니다. 끝으로 의학의 진보에 발빠르게 대응할 수 있도록 팀 내의 연구회나 워크샵 등을 활성화해야 합니다.

6 연하의 해부학 -
이것만은 꼭 알아두자

I. 생각보다 쉬운 해부학

앞서 이야기 했지만 섭식, 연하에 관계되는 해부학의 명칭은 대단히 어렵습니다. '전부 알아두자, 모르는 것이 있으면 치료할 수 없다' 는 생각은 하지 마십시오. 당신이 해부학의 명칭을 조금 외우고 있다면 어느 의사보다도 박식하다고 해도 과언이 아닙니다. 요즈음 대화하는 내용을 알아들을 수 있게 되었다고 해서 연하장애 전문의 이외의 의사에게 전문용어로 이야기를 하지 않도록 주의 해 주세요. 물론 잘난체도 금물입니다. 틀림없이 의사들이 좋아하지 않을테니까요(그림 1-8).

섭식·연하에 관계하는 모든 해부학적 구조물을 알아야 하는 것은 아니지만, 어느 정도의 해부학적 명칭은 기억할 필요가 있습니다. 팀으로 치료하고 있는데, 공통적인 용어를 알지 못하면 팀원 상호간 의사소통이 안되기 때문입니다. 그래서 팀 회의에 참가하기 위해서 모두가 알아야만 하는 최소한의 지식에 관하여 아래에

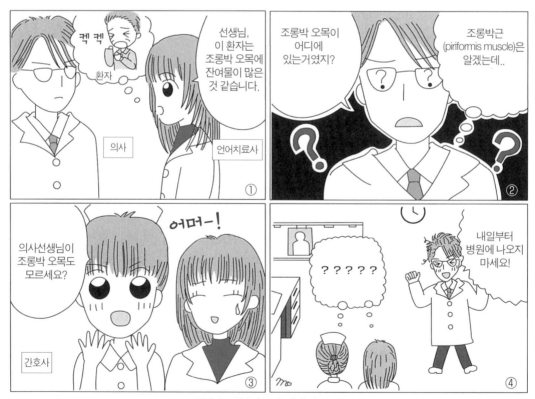

그림 1-8 **해부학용어-잘난체는 금물!**

설명하겠습니다.

II. 음식물이 통과하는 통로[10]

음식물이 입(구강)에 들어가서 위까지 도달하는 통로는 숨(호흡)을 쉴 때 공기가 코(비강)에서 폐에 도달하는 통로와 도중에서 교차합니다. 이 교차점이 목(인두)입니다(그림 1-9). 구강내에는 혀가 있고 음식물은 혀 위를 지나 인두로 보내집니다. 구강의 지붕에 해당하는 부분이 '구개(口蓋, 입천장, palate)' 라고 하는데, 앞 쪽 '경구개(硬口蓋, hard palate)' 는 뼈가 형성되어 있어 단단합니다. 뒤쪽은 부드러워 가동성이 있어 '연구개(軟口蓋, soft palate)' 라 합니다. 연구개의 뒤쪽 끝은 '구개수(口蓋垂, uvula)', 이른바 목젖입니다. 설근(舌根, 혀뿌리, tongue base)에 해당하는 부위(설근부)에는 '후두개(喉頭蓋, 후두덮개, epiglottis)' 라고 부르는 연골이 존재합니다. 후두개의 바로 위에, 설근부의 뒤쪽에 해당하는 곳이 '중인두(中咽頭, mesopharynx)'로 이 움푹한 곳을 '후두개곡(喉頭蓋谷, 후두덮개계곡, vallecula 또는 epiglottic vallecula)' 이라 합니다. '후두개곡(vallecula)' 이란 명칭은 꼭 기억해 주세요. 후두개에서 아래 부분은 '하인두(下咽頭, hypopharynx)' 라 부르는데, 구조가 조금 어려울 수 있습니다. 후벽(뒤쪽 벽)은 막바로 식도로 연결되는데, 앞쪽은 후두(喉頭, larynx), 즉, 소리를 내는 곳의 입구(후두구, 喉頭口, laryngeal aditus/entrance)입니다. 음식물은 후두 내로 들어가면 사레들기 때문에 좌우의 측벽을 통과하게 되어있습니다. 측벽에는 포켓이 있는데 '조롱박 오목(pyriform sinus)' 또는 '이상와(梨

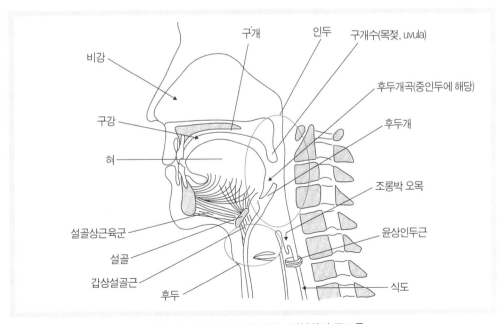

그림 1-9 연하운동에 관계하는 해부학적 구조물

---

10 일본에서는 영어 용어를 거의 사용하지 않고도 팀 회의에서 의사소통이 가능한 것 같으나, 국내에는 아직 영어 용어가 그대로 사용되는 경우가 훨씬 더 많다. 이 때문에 원문에 명시되지 않은 영어 용어를 병기하였다. (역자 주)

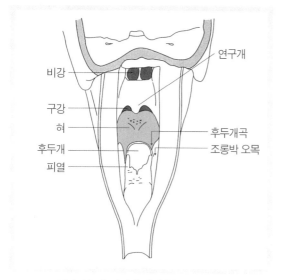

그림 1-10 후방에서 바라 본 인두와 후두

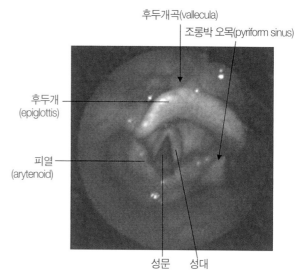

그림 1-11 내시경을 사용하여 바라 본 후두의 모습

狀窩)' 라[11] 부르고 있습니다(그림 1-10). '조롱박 오목(이상와, pyriform sinus)' 이란 명칭도 꼭 기억해 주세요.

음식물은 좌우의 조롱박 오목에서 나와서 아래쪽으로 이동하여 한가운데에서 합쳐집니다. 그 부위가 식도의 입구에 해당합니다. 여기에는 '윤상인두근(輪狀咽頭筋, cricopharyngeus muscle)' 이라 부르는 근육이 식도 입구부를 둘러싸고 있어서 식사를 하지 않을 때에는 수축하여 식도를 폐쇄하고 있습니다. '윤상인두근' 이란 명칭도 꼭 기억해주세요(그림 1-9). 음식물은 식도를 통과하여 위로 보내지는데, 식도는 의외로 길어서 성인은 25~30cm 정도 됩니다. 위(胃)에 들어가기 직전에 '하부식도괄약근' 이란 근육이 있어서 위(胃)로부터 식도로 역류되는 것을 막아주고 있습니다.

Ⅲ. 음식물이 통과하지 않는 통로

호흡할 때 비강에 들어간 공기는 인두로 들어가고, 다시 후두 안으로 들어갑니다. 건강한 사람은 음식물이 비강이나 후두로 들어가는 일은 없습니다. 비강의 종점에 해당하는 부위, 즉 연구개의 바로 위는 '상인두(上咽頭, epipharynx)' 라고 부르는데, 연하장애인 가운데는 상인두에 음식물이 들어가 비강으로 잘못 나오는 경우가 있습니다(그림 1-9). 또한 식도로 내려 갈 때에 후두 안으로도 음식물이 들어가는 환자도 있습니다. 후두를 거쳐 기관까지 들어간 경우는 흡인(aspiration)으로 판단합니다. 후두구(laryngeal entrance)는 후상부에서 전하부를 향해 경사를 이루고 있고 그 바로 위에는 후두개(epiglottis)가 부착되어 있습니다. 후하부에는 '피열(ar-

---

11 원문에는 '이상함요(梨狀陷凹)' 라는 용어도 소개되고 있으나 국내에는 거의 사용되지 않는다. 국내에는 '양배꼴 동' 이나 '이상동' 등의 용어도 종종 사용하고 있다. (역자 주)

ytenoids)' 이라 불리는 연골이 좌우에 존재하여 후두구의 측벽을 형성하고 있습니다(그림 1-11). 후두구에서 안을 들여다보면, 아래쪽에 성문(聲門, glottis)이 보이고, 그 양 옆에 성대(聲帶, vocal cord)가 위치해 있습니다. 성대는 발성하는 데에 매우 중요합니다.

후두구에서 성문까지를 '후두전정(前庭, 앞마당, vestibule)' 이라 부르고 후두전정의 측벽에는 '전정주름(가성대, false vocal cord)' 이 있습니다. 후두는 체외에서 딱딱하게 만져지는 구조물로, 제4부터 제7 경추에 해당하는 높이에 위치해 있습니다. 신생아는 제2-3경추체 상방에 있으나, 성인이 되면서 아래로 내려갑니다. 후두 전벽의 대부분을

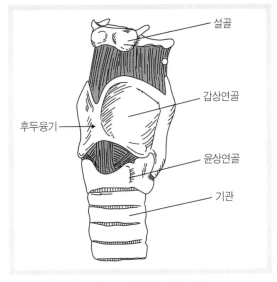

그림 1-12 후두에 있는 연골

이루고 있는 연골은 '갑상(甲狀, thyroid)연골' 인데, 흔히 결후(結喉) 또는 '울대뼈' 라 부르는 부분입니다. 한 가운데 튀어나온 부분은 후두융기(소위 아담의 사과)입니다. 남성은 예각을 이루면서 앞으로 두드러져 있습니다. 갑상연골의 아래에 '윤상(輪狀, cricoid)연골' 이 있습니다(그림 1-12).

IV. 후두를 들어 올리는 장치

음식물이 인두를 통과할 때에, 후두가 거상(擧上, 위로 올라감)됩니다. 다음 항목에서 상세하게 설명하겠지만, 이렇게 후두가 올라가는 것을 연하반사라고 부릅니다. 후두는 그 위에 있는 '설골(舌骨, hyoid bone)' 과 함께 하악 쪽으로 잡아 당겨집니다. 설골의 위에 있는 근을 '설골상(舌骨上, suprahyoid) 근육군(筋肉群, muscle group)' 이라 부릅니다(그림 1-9). 즉 설골상 근육군은 설골을 하악으로 당겨 붙이고, 설골하(舌骨下, infrahyoid) 근육군 가운데 갑상설골근(甲狀舌骨筋, thyrohyoid muscle)은 후두를 설골 쪽으로 잡아당기는 작용을 합니다.

V. 섭식 연하의 신경해부학

신경학 강의 시간에 '연하 기능에 중요한 뇌신경은 설인 신경과 미주신경입니다' 라고 가르치는 경우가 있습니다. 이것은 완전히 잘못된 것입니다. 섭식연하에는 더욱 많은 신경이 관여하고 있습니다. 예컨대 후두거상에 중요한 설골상 근육군만 하더라도 삼차신경, 안면신경, 설하신경이 지배하고 있습니다.

섭식, 연하에 관련된 기능에 관한 신경지배의 상세한 내용은 다음 항에서 설명하겠으나, 여기서는 많은 뇌신경이 섭식, 연하에 중요한 역할을 한다는 점을 기억해 두었으면 합니다.

연하의 생리학 - 이것만은 꼭 알아두자

I. 생리학 교과서와 재활의학 교과서

'연하'는 '음식물을 삼키는 것'으로 '섭식 · 연하'는 '음식물을 먹는 모든 과정'을 의미합니다. 생리학 교과서에서는 '연하' 부분만 초첨을 맞추고 있어서 재활의학 교과서와는 분류 자체가 다르게 되어 있습니다. 생리학 교과서에서는 '연하'를 일반적으로 '반사(反射, reflex)'로서 취급하고 있는데, 구강상(相), 인두상, 식도상의 세 가지로 분류하고 있습니다. 반사란 '자극에 대하여 의식작용의 관여 없이 신경계가 개입되어 나타나는 반응'을 말합니다. 조금 어려운 감이 들지 모르겠지만 요점은 '무의식적으로 일어나는 것으로 일단 시작하면 도중에 멈추려고 해도 멈출 수 없는 운동'이라고 생각하면 이해하기 쉽겠습니다.

재활의학에서는 음식물을 삼키는 것보다도 앞의 세 가지 단계를 포함해서 보통은 선행기(인지기), 구강준비기, 구강운반기(구강기), 인두기, 식도기의 다섯 단계로 분류하고 있습니다(표 1-2). '상(相)'과 '기(期)'는 의미상 뚜렷히 구별되지 않으나, 일반적으로 '상'은 음식물이 통과하는 위치를, '기'는 운동이 일어나는 부위를 의미합니다. 1회의 섭식 · 연하는 수초간 일어나는 운동인데, 특히 후반의 반사 부분은 1초 안에 종료됩니다. 그러나 이 극히 짧은 시간 사이에 많은 메커니즘이 작동하고 있습니다. 여기서는 위에서 언급한 5가지의 단계에 대하여 그 메커니즘을 간단히 소개하겠습니다.

II. 선행기(先行期) 또는 인지기(認知期)

앞에서도 서술한 것처럼, 음식을 먹는 행위는 음식물을 입 안으로 넣기 전부터 시작합니다. 먹으려고 하는 식사 내용을 미리 결정하는 데는 음식물의 기호, 즉 좋아하느냐 싫어하느냐 또는 그날의 기분, 영양에 대한 관심 등이 깊이 관여하고 있습니다. 외식할 경우에는 그 음식점의 맛과 색채, 그 평판, 실내의 분위기까지 고려하

표 1-2 **섭식 · 연하의 다섯가지 단계**

1. 선행기(인지기): 음식물을 입에 넣기 전의 단계. 어떤 음식물을 먹을까, 어느 정도의 양을 입에 넣을까, 식사 속도 등을 미리 결정하는 시기
2. 구강준비기: 포식(음식물을 집어서 넣기. 흡입하기)과 구강 내에서의 음식물의 가공 처리(저작, 혀에 의한 처리)가 시행되는 수의적 운동의 시기.
3. 구강운반기(구강기): 음식물이 구강에서 후두개곡(중인두)까지 수송되는 시기. 연하운동의 초기단계
4. 인두기: 식괴(음식덩이)가 후두개곡에서 식도 입구부까지 수송되는 연하반사의 시기.
5. 식도기: 식도입구부를 통과한 식괴(음식덩이)가 연동운동에 의해 위까지 보내지는 불수의 운동의 시기

게 됩니다. 실제 식사자리에서는 한번에 어느 정도 양의 음식물을 입에 넣는 것이 좋을지[12] 무의식적으로 계획합니다. 바쁠 때와 여유있는 때는 섭식의 속도도 다르기 때문에 우리는 상황에 따라 무의식 중에 계산을 하고 있습니다.

선행기는 이런 섭식 전의 상태를 말합니다. 선행기의 기능이 정상이라고 말하려면, 의식수준이나 영양상태 등의 전신상태가 양호해야 합니다. 또한 식사가 맛있게 보이는가 어떤가를 색깔이나 냄새로 판단하는 것, 즉 인지기능(기억이나 주의력, 논리적 사고, 판단력 등)이나 미각, 시각 등의 뇌기능이 유지되어 있는 것이 중요한 조건이 됩니다(표 1-3). 재미로 게임을 할 때 '이번 게임의 벌칙은 녹즙이다' 라는 말을 들으면, 듣자마자 쓴 녹즙을 삼키지 못할 것 같은 기분이 들게 됩니다. 이것은 인지기능이 착실하게 작동하고 있기 때문입니다(그림 1-13). 선행기를 또다른 용어인 '인지기' 라고 부르는 것은 인지기능이 필요하다는 것을 의미하고 있습니다.

표 1-3 각 단계에 필요한 신경학적 메커니즘

1. 선행기(인지기)		1) 전신상태: 의식상태, 전신내구성, 영양상태 2) 뇌기능: 인지기능, 후각(후신경), 시각(시신경)
2. 구강 준비기	포식 (음식물 입에 넣기)	1) 개구(입을 벌림): 내외측날개근(내외측익돌근, medial and lateral pterygoid m.)(삼차신경)[13], 구강을 팽창시킨다: 볼근(협근, buccinator)(안면신경) 2) 설근, 즉 혀의 근육(설골설근, 경돌설근, 상종설근, 하종설근 횡설근, 수직설근)의 운동(설하신경) 3) 폐구(입닫음)(구순폐쇄): 구륜근(Orbicularis oris)(안면신경)
	가공처리	1) 저작: 이(치아), 저작근(삼차신경) 2) 혀에 의한 처리: 혀의 운동(설하신경) 3) 구강전정(입안마당)에의 일시적인 저장 4) 구강내의 감각(삼차신경), 미각(안면, 설인신경), 타액분비(안면, 설인신경)
3. 구강운반기(구강기)		1) 구순폐쇄(입술 다물기): 구륜근(orbicularis oris)(안면신경) 2) 혀끝과 경구개의 밀착: 설근(설하신경) 3) 연구개 거상(擧上)(비인강폐쇄): 구개범장근(tensor veli palatini), 구개범거근(levator veli palatini), 구개수근(uvular muscle), 구개설근(palatoglossus), 구개인두근(palatopharyngeus)(삼차, 설인, 미주신경) 4) 설근부의 감각(설인신경)
4. 인두기		1) 인두후벽: 피열의 감각(설인, 미주신경) 2) 설골거상: 설골상 근육군(삼차, 안면, 설하신경) 3) 후두거상: 갑상설골근(설하신경) 4) 후두개의 접힘 5) 상중하 인두근의 수축(설인, 미주신경) 6) 피열의 거상, 내전(미주신경) 7) 성문의 폐쇄: 후두근의 수축(미주신경)
5. 식도기		1) 식도벽의 감각(미주신경) 2) 식도 입구부의 긴장저하: 윤상인두근의 이완(미주신경) 3) 식도의 연동운동(미주신경) 4) 위분문부의 긴장저하: 식도하부괄약근(미주신경) 5) 위식도 역류의 방지기구

---

12 원문에는 '한번에 입에 넣는 음식의 양' 이라는 뜻으로 '일구량(一口量)' 이란 용어를 사용하고 있다. 우리에겐 생소한 용어이다. (역자 주)

13 일반적으로 외측날개근은 개구(開口)에 관여하고, 내측날개근은 교근(masseter), 측두근(temporalis muscle)과 함께 폐구(閉口)를 담당하는 것으로 알려져 있다. (N Engl J Med 2008;359:2693-705) 여기서는 원문 그대로 옮겼다. (역자 주)

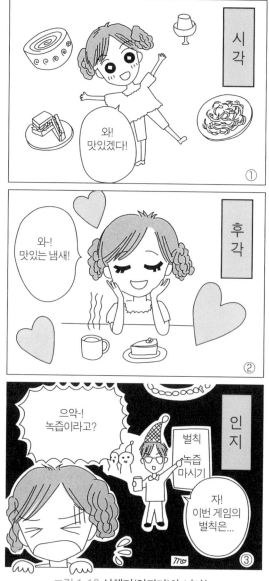

그림 1-13 선행기(인지기)와 뇌기능

III. 구강준비기

구강준비기는 음식물이 입안에 들어가면서부터, 삼키는 운동이 시작되기 직전까지의 수의적인 운동의 과정입니다(표 1-2). 음식물을 집어넣거나, 액체를 흡입하거나 하는 것을 '포식' 이라고 합니다. 이 때의 주요기능은 ①입을 여는 것(개구)과 ②혀(설근)의 운동에 의해 음식물을 맞이하고 입 안으로 끌어 넣는 것, 그리고 ③입술을 닫는 것(폐구)입니다. 입에 들어간 음식물은 삼키기 쉽게 하기 위해 가공처리 됩니다. 먼저 ①음식물은 씹어 부숴져 갈아 으깨집니다(저작). 그리고 ②혀에 의해 뭉개져 형태가 정리되어 ③음식물의 일부는 일시적으로 볼 옆(구강전정)에 저장됩니다. 저작에 있어서 중요한 기능은 튼튼한 이와 저작근의 수축입니다. 저작근이

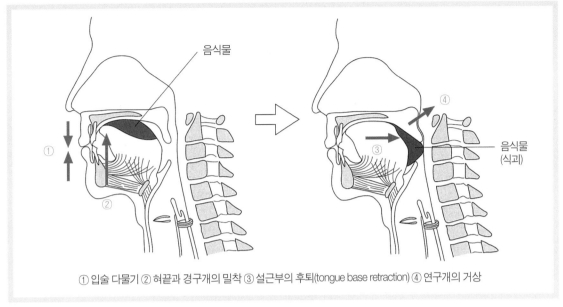

① 입술 다물기 ② 혀끝과 경구개의 밀착 ③ 설근부의 후퇴(tongue base retraction) ④ 연구개의 거상

그림 1-14 구강운반기(구강기)

란 교근(깨물근, masseter), 측두근(temporalis), 외측날개근(외측익돌근, lateral pterygoid muscle), 내측날개근(내측익돌근, medial pterygoid muscle) 네 개의 근육을 말하는데, 상하의 이를 씹어 합치는 것뿐만 아니라, 상하의 이 사이를 벌리고 전후 좌우방향으로 문지르는 운동도 포함합니다. 그 밖에 중요한 기능으로는 구강내의 감각이 유지되어야 할 것, 미각이 정상이어야 할 것, 타액분비가 충분할 것 등을 들 수 있습니다(표 1-3).

IV. 구강운반기(구강기)

구강운반기(구강기)는 가공처리된 음식물이 혀 위를 통과하여 후두개곡까지 운반되는 불수의적 과정을 말합니다(표 1-2). 이 단계부터 반사가 시작된다고 알려져 있으나, 구강운반기는 의도적으로 시작할 수도 있고 도중에 그만둘 수도 있으므로 순수한 의미에서 반사는 아닙니다.

음식물이 후방으로 이동됨에 있어서 가장 중요한 기능은 입술을 닫는 것과 혀끝으로 경구개를 세게 누르는 것(표 1-3, 그림 1-14)입니다. 여기서 여러분, 입을 벌린 채 침을 삼켜보세요. 또한 혀를 경구개에 대지 않고 타액을 삼켜 보세요. 잘 되었습니까? '잘 되었다'는 분은 기인(奇人)으로서 TV에 출연하시면 됩니다.

혀끝이 경구개에 밀착된 뒤, 음식물은 후방으로 이동하는데 이때 중요한 역할을 하는 것이 혀 근육의 후방 수축입니다. 이와 동시에 연구개가 거상하여 비인강을 폐쇄합니다. 비인강이 열린 채 있으면 음식물이 잘못되어 비강으로 들어가 버리기 때문입니다. 이 때에 중요한 것은 설근부의 감각이 유지되어 있어야 하는 것입니다. 고형(고체 형태) 또는 반고형의 식품은 후두개곡(vallecula)에서 식괴를 형성합니다. 식괴(bolus)란 '다음의 인두기에 운반하기 쉽도록 정리된 덩어리'를 말합니다. 구강에서 운반된 음식물은 한순간 후두개곡에 멈춥니다. 그러나 액체로 된 식품은 후두개곡에 머물지 않고 하인두까지 흘러내려갑니다. 즉 식품의 '형태에 따라' 연하의 상황이 달라지기 때문입니다.

V. 인두기

후두개곡에서 형성된 식괴가 아래로 이동을 시작한 시점에서 식도 입구부에 도달하기까지 인두를 통과하는 과정이 인두기입니다. 이 시기는 의식적으로 시작 또는 중지를 할 수 없으므로 완전한 반사입니다. 이 시기를 '연하반사'라고 부릅니다(표 1-2).

이 시기에 제일 먼저 일어나는 것은 하악과 설골을 연결하는 설골상 근육군과 설골과 후두를 연결하는 갑상설골근이 거의 동시에 수축하는 것으로서 그로 인하여 설골과 후두가 위쪽으로 끌려 올라갑니다(거상, 擧上, elevation). 후두가 거상되면 그 상단에 있는 후두개는 절하는 것처럼 그 끝이 아래로 드리워집니다.[14] 후두개의 움직임에 박자를 맞추어 식괴가 낙하합니다(표 1-3). 이 때에 인두를 싸고 있는 상중하 인두근이 불수의적으로 수축합니다. 구강과 비강, 인두가 폐쇄되고, 식도가 열린 상태에서 인두근이 수축하는 상황은 케이크를 만들 때 생크림을 짜서 데코레이션을 만드는 것과 비슷합니다.

비디오투시 연하검사(VFS)의 측면상에서는 식괴의 움직임이 그림 1-15-a처럼 관찰됩니다. 이 그림을 보면 식괴는 마치 후두개 위를 바로 넘어가는 듯이 보이지만, 음식물을 한번에 대량으로 삼키는 경우를 제외하고는 그렇게 바로 위를 넘어가는 일은 없습니다. 식괴는 후두개곡에서 옆 방향으로 이동하여 좌우의 피열 옆을 통과하여 조롱박 오목(pyriform sinus)으로 들어갑니다(그림 1-15-b). 피열(arytenoid)은 후두개의 측벽을 형성하고 있어, 식괴가 후두안으로 들어오지 않도록 방파제 역할을 담당하고 있습니다. 식괴는 후두개가 뒤로 꺾이기 직전에 조롱박 오목에 들어가려고 하는데, 피열이 손상되어 있으면 잘못 되어 후두 내로 들어가 버리고 맙니다(그림 1-15-c). 또한 얼마전까지는 뒤로 꺾인 후두개가 후두입구(laryngeal entrance)의 '뚜껑'으로서 유일한 흡인방지기구인 것으로 생각해 왔으나, 연하반사시에 피열(arytenoids)도 위로 올라감으로서 흡인방지에 도움을 주는 것이 알려졌습니다. 즉, 피열이 위로 올라가서 후두개에 밀착하여 식괴가 후두로 침입할 수 없도록 해서 흡인을 방지하고 있기 때문입니다(그림 1-16).

음식물은 좌우의 조롱박 오목에서 나와서 아래 방향으로 이동하면 한가운데서 합해져서 식도로 들어갑니다. 오른손잡이는 우측 조롱박 오목을 통과하는 경우가 많다고 하지만, 좌측 또는 양측을 통과하는 경우도 있습니다. 흡인의 방지기구는 후두개와 피열만이 아니고, 4중 5중의 기구가 준비되어 있습니다. 성문의 양옆에 존재하는 성대와 후두전정의 측벽에 해당하는 전정주름(가성대)도 중요한 역할을 하고 있습니다. 연하반사에 맞추어 성대와 전정주름이 폐쇄되는 내전운동을 하여 식괴가 기관으로 들어가는 것을 예방합니다. 그 밖에 기

---

14 일본에서는 후두개가 '아래로 드리워진다'는 뜻으로 '하수(下垂)'라는 용어를 사용하고 있다. 영어에서는 'folding(접힘)', 'retroflexion(뒤로 꺾임)', 'retroversion(뒤로 뒤집힘)' 등으로 표현하고 있다. 국내에는 아직 통일된 용어는 없으며, 본서에서는 경우에 따라 '뒤로 꺾임' 또는 '뒤집힘'으로 번역했다. (역자 주)

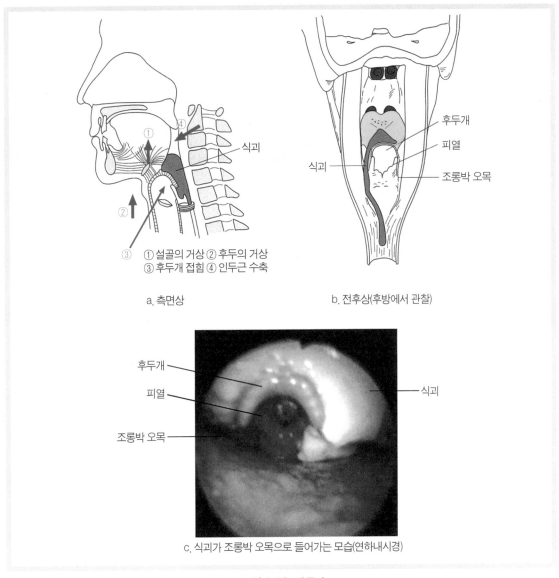

a. 측면상

① 설골의 거상 ② 후두의 거상
③ 후두개 접힘 ④ 인두근 수축

식괴

b. 전후상(후방에서 관찰)

후두개
피열
식괴
조롱박 오목

후두개
피열
조롱박 오목
식괴

c. 식괴가 조롱박 오목으로 들어가는 모습(연하내시경)

그림 1-15 **인두기**

침반사도 흡인에 대한 중요한 기능을 담당하고 있습니다.

일반적으로 반사(反射)는 자극이 구심성 신경, 즉 감각신경을 통해 중추에 도달한 뒤에 원심성인 운동신경에 전달되어 골격근을 수축시키는 과정입니다. 연하반사에서는 구심계가 주로 미주신경의 가지인 상후두신경(上喉頭神經, superior laryngeal nerve)으로 생각됩니다. 전기적 흥분은 연수에 있는 고립로핵(孤立路核, nucleus tractus solitarius)으로 보내지고, 또한 외측 망상체(網狀體, reticular formation) 내측부에 존재하는 것으로 추정되는 연하중추에 전달됩니다. 원심계에는 연하중추에서 삼차신경운동핵, 안면신경핵, 의문핵(疑問核, Nucleus ambiguus), 미주신경배측핵, 설하신경핵 등의 뇌신경핵을 거쳐서, 설골상 근육군이나 갑상설골근, 인두근, 후두의 근육 등에 흥분이 전달됩니다.

25

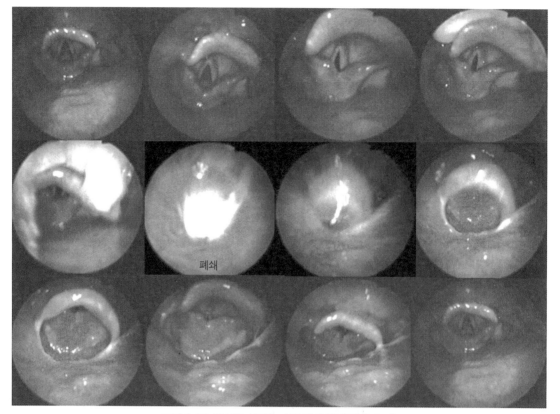

그림 1-16 음식을 삼키는 순간의 후두(내시경 소견)

상단의 왼쪽 끝에서 오른쪽으로 화면을 옮기고 있다. '폐쇄'는 후두개가 뒤로 꺾인 순간의 영상이다. 후두폐쇄의 직전 후두개곡에 있는 물체가 식괴이다. 가운데 행의 오른쪽 끝의 영상은 후두개가 되돌아왔음에도 불구하고 피열이 위로 올라가 후두개에 밀착된 것을 보여주고 있다.

Ⅵ. 식도기

　연하의 최후의 단계가 식도기인데, 식도입구부를 통과하면서 시작합니다(표 1-2). 이 부위에는 '윤상인두근'이라는 근육이 식도를 둘러싸고 있는데, 연하반사가 발생하면 자동적으로 이완되어 식괴가 식도에 들어가기 쉬운 상태가 됩니다. 윤상인두근은 안정시에는 수축하여 식도를 폐쇄하고 있는데, 이것은 요도괄약근이나 항문괄약근의 작용과 비슷합니다(표 1-3, 그림 1-17). 식괴는 식도를 통과하여 위(胃)로 보내지는데 그 움직임은 식도의 연동운동으로 이루어집니다. 연동운동(蠕動運動, peristalsis)이란 근육의 수축에 의해 발생한 잘록한 부분이 파도와 같이 서서히 전파되어 가는 형태의

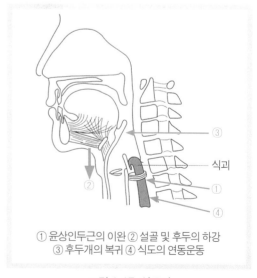

① 윤상인두근의 이완 ② 설골 및 후두의 하강
③ 후두개의 복귀 ④ 식도의 연동운동

그림 1-17 식도기

운동을 말합니다. 식괴가 식도벽의 감각신경을 자극함에 따라 반사적으로 또한 불수의적으로 연동운동이 유발됩니다. 위의 분문부를 통과하기 직전에 식도하부 괄약근이 이완되는데, 일단 음식물이 위안으로 들어가 버리면, 위에서 식도로의 역류를 방지하는 기구가 작동합니다.

VII. 저작(咀嚼)과 연하반사와의 관계

독자 여러분, 먼저 물건을 계속 씹는 동작을 해 보세요. 그리고 그 동작을 그치지 않고서 침을 삼켜 보십시오. 아마도 잘 되지 않는 것을 발견하셨지요? 저작(咀嚼), 즉, 씹는 동작은 연하반사를 억제하고 있는 셈입니다. 따라서, 타액(침)을 삼키려고 한다면 씹는 것(저작)을 그쳐야 하겠지요. 저작에는 삼차신경이 관여하고 있으므로 이전에는 삼차신경이 연하반사를 억제한다고 생각했었습니다. 그러나 연하반사가 발생하고 있을 때에는 좌우의 어금니가 힘있게 맞물려 있으므로, 이럴 때는 오히려 삼차신경의 작용이 연하반사를 촉진한다고 볼 수 있겠습니다. 저작과 연하는 전혀 별개의 운동으로 생각하기 쉬우나, 저작을 반복적으로 시행하면 연하반사가 촉진된다고 생각되며, 이것이 인두기에 이상이 있는 환자의 치료에 이용되고 있습니다.

VIII. 연하반사와 호흡과의 관계

연하반사는 호흡과 깊은 관계가 있습니다. 여러분은 물론 음식물을 삼킬 때에 '호흡을 멈추자'는 생각을 의식적으로 하는 사람은 없을 것이라고 봅니다. 더구나 숨을 들이마신 뒤에 삼킬 것인가, 숨을 내쉰 뒤에 삼킬 것인가를 의식하고 있는 사람은 거의 없겠지요. 건강한 젊은 사람은 흡기가 완전히 끝난 직후에 연하반사가 발생합니다. 이 때는 폐 가운데 공기가 많이 들어가 있으므로, 기관 안이나 후두의 압력이 높아진 상태가 되기 때문입니다. 그리고 연하반사가 끝나면 호기(呼氣, 날숨)가 시작됩니다. 따라서 건강한 사람에게서는 당연히 흡인이 잘 발생하지 않습니다. 그러나 장애인이나 고령자는 호기의 끝 쯤이나, 흡기가 시작될 때 즈음에 연하반사 시작되고 맙니다(그림 1-18). 이렇게 되면 흡인을 방지하는 것은 점점 더 곤란하게 됩니다. 재활치료에서는 연하반사와 호흡의 관계를 이용합니다만, 그것은 다음에 기술하겠습니다.

IX. 연하기능과 발성(發聲)

발성(소리를 내는 것)이 연하의 기능과 밀접한 관계가 있는 것은 이미 이야기한 후두기능을 생각하면 상상할 수 있으리라고 봅니다. 연하기능이 나쁜 경우에는 피열이나 성대, 전정주름의 움직임도 나쁜 경우가 많아 발성에 장애를 초래합니다. 발성기능을 평가하면 연하기능을 예측하는 데에도 도움이 될 수 있습니다.

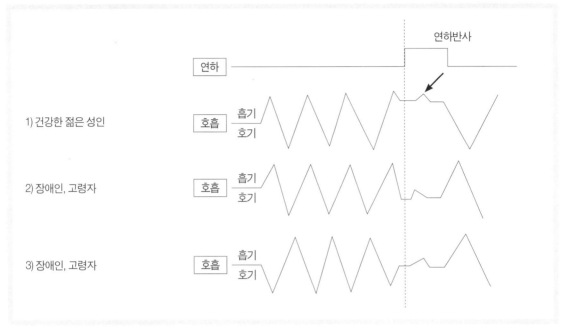

그림 1-18 **호흡과 연하반사의 관계**

건강한 젊은이는 흡기(들숨) 직후에 연하반사가 발생하고 반사가 종료되면 호기(呼氣, 날숨)가 시작된다. 화살표는 '연하 호흡' 이라고 말하는 흡기쪽으로의 압력 상승을 나타낸다. 장애인이나 고령자는 2가지의 패턴이 있다(그림에서 2와 3).

MEMO 뇌신경과 뇌신경핵 >>>

뇌신경은 좌우 한쌍씩 있고, 그 수는 제1~제12까지의 12쌍입니다. 후각신경, 시신경, 동안신경, 활차(도르레)신경, 삼차신경, 외향신경 안면신경, 청신경, 설인신경, 미주신경, 부신경, 설하신경의 순서인데, '후시동활, 삼외안청, 설미부설' 이라고 불경처럼 외우면 간단합니다.[15]

이 가운데 시신경과 후각신경만이 간뇌(diencephalon)에 속해 있어서 그곳에서 직접적으로 대뇌로 들어갑니다. 그 밖의 뇌신경은 뇌간(腦幹, brain stem)에 신경핵을 갖고 있습니다. 신경세포체의 집합인 신경핵은 꼭 뇌신경과 같은 명칭은 아니므로 주의가 필요합니다. 예컨데 '설인신경핵' 이라고 하는 이름의 뇌신경핵은 존재하지 않습니다. 또한 연하반사의 구심로인 상후두신경은 미주신경의 가지이지만, 이 신경의 전기적 흥분이 도달되는 신경핵은 '고립로핵' 입니다.

섭식, 연하에는 많은 뇌신경과 뇌신경핵이 관여하고 있습니다. 먹는 음식물의 냄새를 맡던지, 보고 먹으려고 생각하는 것까지 고려하면 모든 뇌신경이 관여한다고 볼 수 있습니다. 그만큼 먹는다는 것이 중대사이기 때문입니다.

---

15 일본에서 열두 쌍의 뇌신경(cranial nerves)의 순서를 외우는 방법으로 생각된다. 국내에는 해부학용어가 한글로 바뀌면서 다양한 방법으로 암기하고 있다. 영어권에서도 다양한 방식으로 암기하는 요령이 있고, Wikipedia 에서 'List of mnemonics for the cranial nerves' 를 찾으면 12쌍의 뇌신경 첫글자를 사용한 암기법이 38가지나 정리되어 있다. (역자 주)

8 섭식, 연하 단계의 새로운 분류

I. Palmer의 가공처리 모델

최근에 소개된 섭식-연하 단계의 '가공처리모델(Process Model)'을 소개합니다. 1997년에 미국의 Jeffrey B. Palmer박사가 발표한 모델인데, 초심자는 완전히 이해하지 못해도 괜찮다고 생각합니다. 다만 이 사고방식은 앞으로 널리 사용되리라고 봅니다. 또한 ①선행기(인지기) ②구강준비기 ③구강운반기(구강기) ④인두기 ⑤식도기의 5가지 단계분류를 조금 발전시킨 것이라고 생각한다면 그다지 어렵지는 않습니다.

이 모델에서 제창하고 있는 주요 특징으로는 구강준비기를 '제1기 수송(stage I transport)'과 '구강내 가공처리'로 나눈 것과, 구강운반기를 반사가 아니고 '제2기 수송(stage II transport)'으로 간주하고 있는 것, 인두기의 개시점부터 종료점까지의 반사를 '하인두 통과시간'으로 명명한 것, 구강내 가공처리와 제2기 수송이 동시에 일어날 수 있는 것 등입니다(그림 1-19). 이 사고방식의 일부는 이미 앞 항에서 서술했습니다.

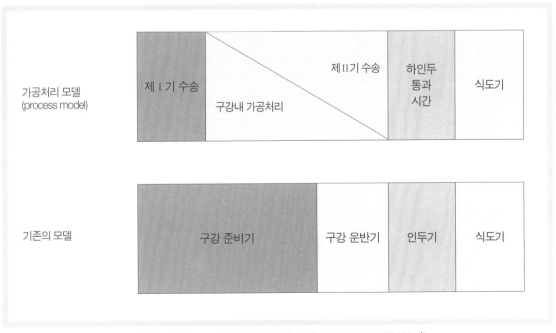

그림 1-19 **Palmer박사의 가공처리 모델(Process model)(1997년)**

II. 제1기 수송

구강준비기의 최초시기인 '포식'에 해당합니다. 음식물이 입 안으로 들어가 혀의 위로 보내지는 과정을 나타냅니다. 혀의 전후 운동뿐만 아니라 회선운동 등이 상세하게 분석되어 있으나, 여기에서는 생략합니다.

III. 구강내 가공처리와 제2기 수송

구강내 가공처리는 구강준비기의 저작, 혀에 의한 가공, 구강전정에 저장하는 것 등입니다. 또한 제2기 수송은 구강운반기를 말합니다. 그러나 새 모델에서는 구강내 가공처리와 제2수송이 동시에 일어날 수 있는 과정임을 나타내고 있습니다. 연하기능의 검사에서는 '예, 잘 씹어주세요, 네, 삼켜주세요'와 같이 검사하는 사람이 환자에게 명령하기도 합니다. 이것을 명령연하(command swallow)라고 합니다. 그러나 우리들이 평소에 식사할 때에는 '반드시 씹은 다음에 삼키는 것만은 아니라'는 것이 알려져 있습니다. 씹으면서 음식물의 일부는 벌써 중인두에 도달해 있는 것입니다. 더구나 음식물 중에 액체가 포함되어 있는 경우에는 조롱박 오목까지 도달된다는 보고가 있습니다. 즉 지금까지 구분되어 있던 다섯 가지의 연하 단계는 명확한 경계선으로 구분되지 않는다는 것입니다.

☕ Coffee Break　　연하장애의 세계적인 대가들은 초밥을 대단히 좋아한다.

팔머(Palmer)박사는 현재 미국의 Johns Hopkins University라 하는 유명한 대학의 재활의학교실에 근무하고 있습니다. 그는 1~2년에 한번쯤은 일본에 방문하는 일본통으로 알려져 있습니다. 일본식사를 젓가락으로 먹을 수 있는데 초밥을 제일 좋아한다고 합니다.

연하장애의 연구분야에서 유명한 선생으로 일본에 온 적이 있는 분으로는 Shaker박사, Groher박사, Logemann박사, Langmore박사 등이 있는데 모든 분이 초밥을 좋아합니다. 연하장애를 연구하는 분들은 역시 맛있는 것은 잘 알고 계신가봅니다.

섭식연하에 장애가 있으면 어떤 일이 발생하는가?

I. 섭식-연하장애는 정상기능이 무너진 것이다.

이 책 처음에 서술한 바와 같이 '연하장애' 또는 '섭식-연하장애' 는 입안에 들어간 음식물을 삼켜서 위까지 보내는 일련의 동작을 시행하기 어려운 것, 먹은 음식물이 후두나 기관으로 흡인되는 것 등을 의미하고 있습니다. 그리고 해부학이나 생리학을 어느 정도 이해하는 분은 '연하장애' 라는 용어 속에 다양한 기능이상이 포함되어 있는 것을 상상할 수 있으리라 생각합니다.

이 항에서는 흔히 사용되는 연하의 5 단계 분류에 따라 어떠한 이상(비정상)이 발생하는지 간단하게 설명하겠습니다.

II. 선행기의 장애

제게 섭식문제로 의뢰된 환자 중에 누워서 일어나지 못하는 중환자가 적지 않습니다. 노인시설에 있으면서 누워서 일어나지 못하는 상태로 경비위(nasogastric) 경관 영양을 하고 있는데, 수발을 들고 있는 직원이 입으로 먹을 수 있게 해 달라고 요청하는 경우를 만나게 됩니다. 이와 같은 경우에 항상 문제가 되는 것은 해당 장애인의 체력입니다. 섭식하기 위해서는 에너지가 필요합니다. 걷거나 뛰는 정도의 에너지 소비는 발생하지 않지만, 하다 못해 앉을 수 있는 정도의 지구력이 있어야 합니다. "누워 일어날 수 없는 정도로는 어렵습니다. 두 시간 정도 휠체어에 앉아있게 해 주세요. 그정도의 체력이 생기면 검사해 봅시다" 라고 저는 대답합니다. 음식물이 입에 들어가기 전의 상태인 선행기에 있어서 고려해야 할 것은, 체력 외에 영양상태나 의식상태 등의 전신상태, 인지기능 등입니다. 발열이나 심부전 때문에 헐떡이고 있는 상태는 내과적 치료로 상태가 호전된 후에 연하를 시작해야 합니다.

의뢰된 환자 중에는 진행된 치매 때문에 반응이 없는 분이나, 식물상태에 놓여 있는 사람도 있습니다. 수발직 직원의 성의에는 머리가 숙여지지만, 섭식연하의 재활 훈련은 "먹고 싶다" 고 본인이 원하는 장애인에게 시행하는 것입니다. 먹고 싶다는 바람이 없는 사람에게 무리하게 억지로 먹도록 하는 것은 흡인을 일으키기 쉬우므로 오히려 위험합니다.

섭식에는 음식물의 기호나 맛, 색채, 방의 분위기까지 관여하고 있습니다. 한번에 입에 넣는 양이나 섭식의 속도도 중요합니다. 장애인에 대해서는 경구 섭식을 개시하기 전부터 이런 부분을 계획해 두는 것이 중요합니다. 건강한 사람은 매일 다른 메뉴의 음식물을 섭취하려고 합니다. 장애인의 경우에도 여러가지 메뉴나 영양

제 1 장 연하장애의 기초

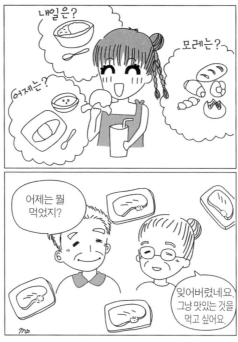

그림 1-20 **치매와 기호**

을 생각하는 것이 중요한데, 싫어하는 음식은 장애인에게도 고통이라는 것을 잊어서는 안됩니다. 물론, 중증의 치매 환자는 전날의 식사내용을 잊어버리는 경우도 있습니다. 이와 같은 경우에는 환자가 좋아하는 음식이라면 매일 먹을 수도 있음을 알아두시기 바랍니다(그림 1-20).

MEMO **인지기능과 인지증(認知症, 치매)[16]** >>>

인지기능이란 기억기능이나 주의력, 수행기능(기획의 능력), 논리적 사고, 판단력, 계산 능력, 시각인지 등의 지적기능을 일컫습니다. 뇌의 질병이나 손상이 발생한 경우에는 단독으로 일부 기능만 저하되기도 합니다. 예컨대 외상성 뇌손상에서는 기억기능이나 주의기능, 수행기능이 저하된 반면, 판단력이나 계산능력은 정상으로 유지되어 있는 경우를 흔히 볼 수 있습니다. 그러나 인지증(認知症), 즉 치매는 모든 기능에 장애를 보이며 시간이 지나면서 진행성으로 나빠집니다. 그러므로 인지증만이 인지기능의 장애가 아니란 것을 알아야 하겠습니다.

'인지기능' 과 '고위 뇌기능' 과의 구별은 어렵습니다. 인지기능은 모두가 고위 뇌기능에 포함되지만 고위 뇌기능은 운동의 프로그램이나 언어기능 등도 포함하는 넓은 개념입니다. 일반적으로 대뇌의 연합구역(association area)을 통해 수행하는 기능을 고위 뇌기능이라고 부르고 있습니다.

---

16 국내에서 널리 사용되는 표준 용어로는 '치매(癡呆)' 이다. 일본 정부는 '치매' 라는 용어가 경멸감을 준다고 보고 의견 수렴 후에 '인지증(認知症)' 으로 용어를 바꾸기로 결정했다. '어리석을 치(癡)' 자(字)에 '어리석을 매(呆)' 자를 사용하여 만든 '치매' 라는 용어는 분명 부정적인 뉘앙스가 강하다. 치매에 해당하는 영어 단어는 'dementia' 로서 '아래(down)' 을 의미하는 접두어 'de-' 와 '정신(mind)' 을 의미하는 'ment' 로 구성된 단어이며, '정신기능이 저하된 상태' 를 의미하므로 역시 부정적인 단어라고 할 수 있다. 본서에서는 여기에서만 '인지증' 으로 옮기고, 나머지는 모두 '치매' 라는 단어를 사용했다. (역자 주)

III. 구강준비기의 장애

구강준비기의 장애로 흔히 보이는 이상은 포식의 장애입니다. 각성 수준이 떨어지거나, 구강안면실행(oro-facial apraxia)이라고 부르는 운동의 장애가 있으면 음식물을 입에 넣을 수 없게 됩니다. 또한 구강 상태가 청결하지 않은 경우, 그리고 저작근이 마비되거나, 혀의 절제술을 받은 장애인에서는 저작이나 혀 운동에 의한 음식물의 가공처리에 문제가 생깁니다.

IV. 구강운반기의 장애

구강운반기의 장애에서는 혀 위에 있는 음식물을 후두개곡으로 보내려 해도 잘 안되는 상태가 됩니다. 전혀 운반이 안되는 경우도 있으나 운반이 늦게 일어나서 다음에 이어지는 인두기와의 타이밍이 맞지 않는 경우도 있습니다. 입술을 닫지 못하고 입을 연 채로 음식을 먹는 환자나 혀 절제술을 받은 환자, 또는 혀 운동에 장애가 있는 경우에 이와 같은 이상이 발생합니다. 연구개의 거상이 제한되어 있는 환자는 음식물이 잘못해서 비강으로 들어가거나 아예 코로 나와버리는 경우도 있습니다.

설근부의 미각이 유지되어 있는 경우는 맛이 나쁜 음식물은 더더욱 삼키지 못합니다. 식품회사의 영업사원이 때때로 방문하여 "장애인이라면, 이 정도 맛의 연하장애식은 어떻겠습니까?" 라고 질문할 때가 있습니다. 나는 언제나 "장애인을 얕보아서는 안됩니다. 건강한 사람이라면 이 정도의 맛이라도 먹겠지만, 장애인이라면 좀 더 맛있는 식품이 아니면 삼킬 수 없습니다" 라고 대답하고 있습니다.

V. 인두기의 장애

인두기의 장애는 연하반사가 약간 지연된 정도에서부터, 전혀 반사가 발생하지 않는 경우까지 다양한 정도의 이상을 포함하고 있습니다. 인두의 내압상승이 불충분하여 후두개곡이나 조롱박 오목에 식괴가 잔류하는 경우도 볼 수 있습니다. 가장 위험한 것은 식괴가 후두나 기관 속으로 잘못 들어가는 경우입니다. 후두내에 잔류하는 것을 후두 침입(penetration)이라고 하고, 기관 안에까지 들어온 경우를 흡인(aspiration)이라고 합니다. 뇌간의 이상으로 연하반사 자체에 장애가 초래된 것을 '구마비(性球痺)' 또는 '숨뇌마비(bulbar palsy)' 라 부릅니다. 또한 양측의 대뇌에 이상이 있기 때문에 인두기에 간접적으로 영향을 미치고 있는 것을 '가성(假性)구마비(또는 거짓숨뇌마비, pseudobulbar palsy)' 라 합니다. 상세한 것은 후술하겠습니다.

후두개곡이나 조롱박 오목에 남아서 문제가 되는 것은 음식만이 아닙니다. 타액(침)이 항상 이 부위에 고여 있는 경우도 있습니다. 입으로는 음식을 전혀 섭취하지 않는 환자 중에서도 고여 있던 타액이 넘쳐서 흡인되면서 폐렴을 일으킨 환자도 드물지 않습니다. 인두기의 장애는 신경계의 이상에 의한 기능적인 것도 있지만 인두나 후두의 수술 때문에 발생한 기질적인 원인도 있습니다. 더욱이 지속적인 경비위 경관영양을 받고 있는 경우는 비위관(nasogastric tube)이 후두개나 피열의 기능에 악영향을 미치는 경우도 있습니다.

VI. 식도기의 이상

식괴가 식도입구부를 통과하지 못하고, 인두에 머물러 있는 장애인은 비교적 흔히 볼 수 있습니다. 이 부위에는 '윤상인두근' 이라고 부르는 근육이 식도를 둘러싸고 있음은 이미 언급한 바 있습니다. 연하반사가 일어나고 있는데도 불구하고 이 근육이 이완되지 않고 식괴가 식도로 들어가기 어려운 상태를 '윤상인두근 이완부전' 이라 부릅니다. 장애인 중에는 연하반사가 불충분하기 때문에 윤상인두근이 이완되지 않는 경우도 있으므로 정확한 진단이 필요합니다.

식괴가 식도 입구부를 통과하고 나면 "흡인이 없으므로 안심이다" 라고 생각하기 쉽습니다. 흔히 가만히 있어도 식도의 연동운동에 의해 위(胃)까지 식괴가 운반될 것이라고 생각하지만 반드시 그렇지만은 않습니다. 연동운동이 불충분하기 때문에 오래동안 식도에 머물러 있기도 합니다.

건강한 사람에서 식도하부 괄약근은 식괴가 통과할 때에 이완되지만, 이완하지 않아 위 안으로 들어가기 어렵게 되는 경우도 있고(식도이완불능증, achalasia), 과다하게 이완되어 식도하부가 확대된 경우도 있습니다. 일단 위에 들어간 식괴가 다시 식도로 역류하는 "위 식도 역류증(gastroesophageal reflex disease, GERD)을 보이는 장애인도 결코 적지 않습니다.

MEMO 위식도 역류증(GERD) >>>

식도와 위의 경계부는 횡격막의 높이에 있으므로 하부식도괄약근의 작동에 의해 위(胃)로 들어간 것은 식도로 잘 역류되지 않는 구조로 되어 있습니다. 그러나 식도 하부 괄약근이 이완되거나, 복압이 상승하면 위산이 섞인 위 내용물이 식도로 역류하면서 명치가 아프고 쓰린 증상이 나타날 수 있습니다. 이 증상을 '위식도 역류증(GERD)' 이라고 부르고 있는데, 건강한 사람 중에도 의외로 많아 15~20% 정도 된다는 보고가 있습니다.

고령의 여성이나, 중증 심신장애아에서 많으며, 병적인 원인으로서는 식도 열공 탈장(hiatal hernia)이나 식도 폐쇄증, 선천성 횡경막 탈장의 수술적 치료 후에 흔히 보입니다. GERD는 심하게 되면 식도 점막이 손상되면서 "역류성 식도염" 을 발생시키게 됩니다.

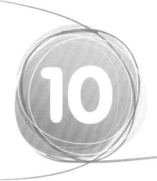

10 흡인만이 연하장애는 아니다

I. 흡인증상은 주목을 끈다

이 책의 처음에 연하장애의 진단에서는 건강과 장애의 경계가 명확하지 않다고 서술했습니다. 그리고 연하장애가 '있다' 거나 '없다' 라는 식으로 구별하는 것이 중요한 것이 아니고, 이상의 정도가 어느만큼인가, 변화하는가, 생활상 문제가 되는가, 생명에 위협을 주는가를 검토하는 것이 중요하다는 것도 설명했습니다. 마찬가지로 흡인이 '있다' 또는 '없다' 를 구별하는 것도 연하장애진단의 목적이 아닙니다.

비디오투시 연하검사(VFS)에 관하여 뒤에 상세하게 설명하겠지만, 1회의 검사로 흡인이 보인다고 그 점만이 강조되는 경향이 있습니다. 특히 5ml 정도의 조영제가 들어간 액체를 연하할 때에 흡인이 관찰되면 "유감이네요" 라고 말하는 의사도 있다고 합니다. 그러나 연하장애의 재활분야에서는 1ml 에서는 어떻게 되는가, 섭식 자세를 변화시키면 흡인이 발생하지 않는가, 액체말고 젤리는 안전한가 등, 일상에 적용할 수 있도록 하는 것이 중요합니다. 흡인이 있느냐 없느냐는 상황에 따라 크게 변한다는 것을 유념할 필요가 있습니다. 의료인이라면 누구라도 그렇겠지만, 흡인을 확인하게 되면 그 밖의 소견은 무시해 버릴 위험성이 있습니다. 이미 서술한 바와 같이 섭식, 연하의 기능은 선행기에서 식도기까지의 5단계에 걸쳐서 있는데, 그 각각에 관해서 충분히 평가하는 습관을 잊어서는 안될 것입니다.

II. 흡인이 관찰되지 않는 환자는 안전하다?

몇번 검사해도 흡인이 확인되지 않는데 때때로 발열이 발생하고 흡인성 폐렴을 의심하지 않을 수 없는 환자를 만나는 경우가 있습니다. 생각해 보면 연하검사나 진찰은 장애인이 깨어 있을 때에 시행되기 마련입니다. 잠자고 있을 때에는 검사하지 않으며, 또한 발열로 침대에 누워 있을 때에도 검사하지 않지요. 장애인의 상황은 24시간 일정한 것이 아니고, 시시각각 변화하고 있다는 것을 잊어서는 안됩니다. 검사나 진찰은 일부만 보게 마련이므로 흡인 이외의 소견을 중요하게 여기는 습관을 몸에 배도록 하는 것이 바람직하다고 생각합니다 (표 1-4).

표 1-4 **연하장애의 주된 체크 항목**

단계 분류	체크 항목
1. 선행기	1. 의식상태, 인지기능, 섭식에 대한 욕구 2. 현재의 영양상태(경비위 경관영양 등), 탈수증의 유무 3. 전신 지구력(2시간 이상 앉은 자세를 유지할 수 있는가) 4. 발열, 심부전 등 신체상황 5. 수발 상황, 한 입에 넣는 음식의 양, 섭식의 속도 6. 기호(좋아하는 것과 싫어하는 것) 7. 현재의 환경(맛, 색채, 방의 분위기)
2. 구강준비기	1. 포식의 상태 2. 구강안면 실행증의 유무 3. 이(치아) 및 혀의 상태와 운동 4. 저작근의 근력 5. 혀 주변의 미각
3. 구강운반기(구강기)	1. 입술 폐쇄 능력 2. 혀의 상태와 운동 3. 연구개의 거상 4. 식괴(음식덩이)의 형성 5. 설근부의 미각
4. 인두기	1. 연하반사의 지연, 하인두 통과 시간 2. 후두개곡, 조롱박 오목에의 잔류 3. 침이 고임 4. 후두 침입, 흡인 5. 인두 및 후두(성대, 전정주름, 피열)의 기질적 변화 6. 발성의 상태
5. 식도기	1. 윤상인두근 이완부전 2. 식도의 연동운동 3. 식도하부 괄약근의 기능 4. 위식도 역류

 Coffee Break   유명인사는 흡인성 폐렴에 걸리지 않는다?

대학병원에 근무하고 있으면 흡인성 폐렴으로 입원한 환자를 많이 보게 됩니다. 흡인성 폐렴(aspiration pneumonia)이란 음식물이나 오염된 타액이 기관 안으로 잘못 들어가서 폐렴을 일으킨 경우를 말합니다. 감기가 악화되어 폐렴으로 이어진 경우와는 원인이 다릅니다. 흡인성 폐렴은 고령자에게는 대단히 위험한데 그로 인해 목숨을 잃는 경우도 적지 않습니다. 배우나 가수가 사망하면 텔레비전에서 특집방송 등으로 취급하는데 나는 지금까지 유명인사가 흡인성 폐렴으로 사망했다는 뉴스는 한번도 들은 적이 없습니다. 과연 유명인사는 입안이 특별히 청결할까요? 그렇지 않다면 폐렴 이외의 암이나 심장병에 먼저 걸리기 쉬운 직업일까요? 아니면 '흡인성 폐렴' 이라 보도하는 것이 부끄러운 일이기 때문일까요?

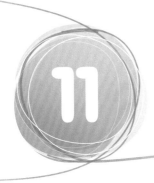

사레드는 증상이 없는 흡인일수록 더 위험하다

I. 흡인과 '사레드는 증상'

건강한 성인들도 식사하는 중에 한번이라도 사레들어 본 경험이 있는 사람이 대부분이라는 것은 앞서 언급하였습니다. 그렇다면 왜 사레드는 것일까요? 말할 필요도 없다고 생각하시겠지요? 맞습니다. 음식물이 후두 안으로 들어갔기 때문입니다. 후두침입이라고 말하는데, 이 때에 기침이 나는 것은 방어 반응입니다. 후두의 입구에는 감각 수용체가 잘 발달되어 있어서 이물질이 들어오면 재빨리 감지하여 뇌간(brain stem)으로 전달하고 있습니다. 정보를 전달받은 뇌간에서는 이물질을 몸 밖으로 몰아내기 위해 기침을 하게 합니다. 즉 '사레드는 증상'은 기침 반사인 것입니다. 감각 수용체는 기관이나 기관지에도 존재하고 있으므로 음식물이 후두를 넘어 기관으로 들어가면(흡인), 더욱 더 세게 기침을 합니다. 따라서 '사레드는 증상'이 있다고 하는 것

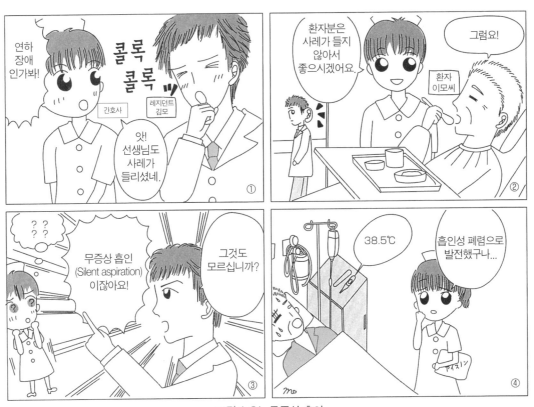

그림 1-21 **무증상 흡인**

은 후두 침입 또는 흡인이 발생했다는 것을 의미하는 것입니다.

그렇다면 후두침입이나 흡인이 발생한 경우에는 반드시 '사레드는 증상' 이 발생하는 것일까요? 대답은 '아니오' 입니다. 고령자나 중증 연하장애인은 흡인이 발생하고 있어도 뜻밖에 사레들지 않습니다. 이것을 '사레 증상이 없는 흡인' 또는 '무증상 흡인' 이라고 하며 영어로는 '조용한 흡인' 이라는 뜻인 'silent aspiration' 이라고 합니다(그림 1-21).

II. 무증상 흡인

흡인이 발생해도 사레증상이 없는 상태란, 후두나 기관지에 존재하는 감각수용기의 민감도가 떨어졌거나 침입물을 뱉어내는 객출력이 약해진 경우입니다. 경비위 경관영양에 사용되는 관이 지속적으로 유치되어 있는 경우나 기관절개술을 받고 캐뉼러가 삽입되어 있는 환자는 수용체의 민감도가 저하되어 있습니다. 또한 반복적으로 폐렴이 발생하거나 지구력이 저하된 환자, 그리고 중증의 운동장애가 있으면 객출력이 약합니다. 즉, 무증상 흡인이 있는 환자는 폐렴에 걸릴 위험성이 높다고 볼 수 있습니다.

건강한 성인이 사레드는 증상이 있다고 해도, 음식물이 그 자리에서 몸 밖으로 나오게 되므로 폐렴이 발생할 위험은 극히 낮다고 할 수 있겠지요. 그러나, 연하장애가 있는 경우에는 사레들리는 증상이 있다고 해서 안심할 수 없으므로 꼼꼼히 평가해야 합니다.

> ### MEMO 기관절개술 >>>
>
> 호흡상태가 나쁘면, 일시적으로 입이나 코에서 기관으로 튜브를 삽입하게 됩니다. 이 경우 튜브를가지고 있는 기간이 오래 되면 성대를 비롯한 후두에 이상이 발생하게 됩니다. 그래서 장기간 인공 환기가 필요한 경우에는 기관절개술(tracheostomy)을 시행합니다. 즉, 후두 아래에 있는 기관 전면에 구멍을 내어 캐뉼러(도관, cannula)를 삽입합니다. 호흡기능에 관여하는 신경이나 근육의 기능저하가 있는 경우 외에도, 폐기능이 저하된 경우, 염증 때문에 분비물이 과다하게 고여 있는 경우 등에서 기관절개술을 시행합니다. 기관 캐뉼러(cannula)를 설치하는 것과 연하기능 악화는 관계가 없다는 의견이 있는데, 캐뉼러가 연하기능을 악화시킨다고 하더라도 이를 쉽게 빼낼 수 있는 것이 아닙니다. 빼내면 호흡이 나빠지고, 그대로 두면 흡인이 더 일어나는 딜레마에 빠지는 경우가 결코 적지 않습니다.

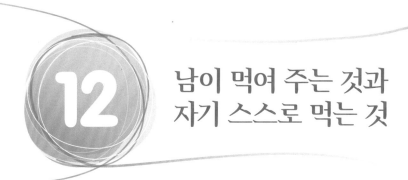

남이 먹어 주는 것과 자기 스스로 먹는 것

I. 남이 먹여주는 것이 좋은가?

어린 시절 감기에 걸려 자리에 누워 있을 때 어머니께서 밥을 먹여 주시던 경험을 가진 사람이 결코 드물지 않을 것입니다. 멀리 기억 저편에 '참 감사한' 추억으로 남아 있는 것은 저뿐만이 아닐 거라고 생각합니다.

그렇다면 수발을 받는 것은 정말 기분 좋은 일일까요? 어른이 된 지금, 친구나 동료, 형제, 배우자 등으로부터 한번 세 숟가락, 네 숟가락 정도라도 좋으니 받아 먹어 보세요. 아마도 불쾌하다고 느끼실 겁니다. 특히, 무엇을 어느 정도 입에 넣어 달라는 의사 표현도 없이 아무 말도 하지 않은 채 수발을 받아 보면 매우 기분이 나빠집니다. 그것은 자신의 섭식 속도(페이스, pace)와 다르고 한 숟가락의 양(量)도 본인의 습관과 다르기 때문입니다. 숟가락을 입 속 너무 깊은 곳까지 밀어 넣지나 않을까 하는 불안감을 느끼는 분들도 있겠지요.

II. 수발을 받는 장애인

중증 연하장애를 가진 환자는 신체 장애나 지적 장애도 중증입니다. 그 때문에 연하장애에 대한 재활의료의 초기에는 거의 대부분의 장애인이 식사할 때 수발을 받습니다. 치매의 경우에는 섭식의 수발에 대한 불쾌감이 없는지는 알 수 없으나, 많은 장애인은 좋은 느낌을 갖지 않는 것 같습니다. 건강한 사람이 불안이나 불쾌감을 갖는 것 같이 장애인도 섭식 페이스나 한 숟가락의 양이 이전과 달라지면 틀림없이 불쾌감을 느낄 것입니다. 재활의료를 시작할 즈음에는 스스로 섭취하는 것이 위험할 수 있으므로 수발을 하는 것이 불가피합니다. 그만큼 장애인에 대한 충분한 배려가 필요합니다. 섭식의 페이스나 한 숟가락의 양에 관하여 장애인에게 직접 묻는 것도 좋은 방법이라 생각합니다. 쾌불쾌의 문제는 차치하고 섭식 수발에는 위험성의 문제가 늘 따라 다닙니다. 간병인 중에는 대단히 성급한 성격을 가진 사람도 있습니다. 연하장애인 중에는 한 입 먹는데도 2~3번 연하운동을 반복해야 하는 환자도 많습니다. 이 경우에는 수발자가 천천히 먹이는 것이 절대 필요합니다. 장애 상태를 고려하지 않고 계속해서 음식물을 구강에 밀어 넣는다면 이것은 대단히 위험하고, 수발인으로서 자격이 없다는 사실을 명심해야 합니다.

어떤 병이 연하장애를 일으키는가?

I. 연하장애를 일으키는 질환은 많은가?

이 책 처음에 서술한 것과 같이 때때로 사례가 드는 정도의 증상까지를 포함시킨다면 누구라도 연하장애인이라고 할 수 있겠으나, 방치해 둬서는 안될 정도로 일상 생활에 문제가 되거나 생명유지의 관점에서 위험성이 있는 환자는 그리 많지 않을 것입니다. 그러나 최근에는 고령화 사회를 맞이하여 동맥경화로 인한 질환이 확실히 늘어가는 추세입니다. 그 때문에 문제가 되는 연하장애로 곤란한 처지에 있는 장애인의 수도 매년 증가하고 있습니다. 여기에다 섭식에 관한 '수발인 확보' 라는 문제에 직면하게 되었습니다.

II. 기능적 연하장애와 기질적 연하장애

연하장애는 크게 기능적 연하장애와 기질적 연하장애로 나눌 수 있습니다. 기능적 연하장애란 연하운동에 관계하는 부위의 기능이 손상된 것으로 운동마비나 근력저하, 감각장애 등에 의해 일어 납니다. 한편 기질적 연하장애란 연하운동에 관계된 구조물을 수술적으로 제거하여 형태가 바뀐 경우, 또는 방사선 치료 후 조직이 굳어버린 경우와 같이 구조적인 이상이 있는 경우를 말합니다. 기능적 연하장애는 뇌, 연하관련 기관을 지배하는 말초신경, 근육의 질환에 의해 발생합니다. 대표적인 질환에는 뇌졸중(뇌혈관장애)이나 외상성 뇌손상, 뇌성마비, 뇌종양, 파킨슨병이나 척수소뇌위축증 등의 퇴행성 신경질환, 다발성 경화증을 비롯한 중추신경 탈수초성 질환, 길랭-바레 증후군(Guillain-Barre syndrome) 이나 근위축성측색경화증(amyotrophic lateral sclerosis), 다발성근염(polymyositis) 등의 신경근육 질환이 포함됩니다. 뇌졸중이나 외상성뇌손상의 특징과 재활에 관하여는 다음에 상세히 기술하겠습니다.

기질적 연하장애를 일으키는 질환에는 후두암이나 구강-설암, 상악암, 인두암 등의 두경부종양이 흔히 알려져 있습니다. 그밖에 식도벽의 섬유화(fibrosis)를 초래하는 경피증(scleroderma)이나 식도 연동운동 소실과 하부 식도 괄약근의 이완부전을 특징으로 하는 식도이완불능증(achalasia) 등이 있습니다. 심인성 질환으로서는 히스테리를 들 수 있습니다. 신경성 식욕부진증(anorexia nervosa)은 심리적 이상이 관여되어 있는데, 연하기능 자체에는 문제가 없으나 섭식을 거부하거나 식사 후에 구토를 하기도 합니다. 이는 연하장애가 아니라 『섭식 장애』라고 부르고 있습니다.[17]

---

17 6쪽의 역주 3 참조

표 1-5 연하장애를 일으키는 주요 질환

질환의 분야	질환명	질환의 개요 및 연하장애의 특징
뇌혈관 질환	뇌출혈	고혈압이 원인이 되어 발생하는 경우가 많고, 갑자기 편마비나 의식장애를 일으킨다. 한쪽 대뇌 반구병변에서의 연하장애는 일과성이 많은데, 대량의 출혈이 있으면 1개월 이상 지속되기도 한다. 뇌간부 출혈이 있으면 장애가 지속된다.
	뇌경색	동맥경화나 당뇨병 등이 위험 인자이다. 초기 발작에는 뇌출혈과 마찬가지로 편마비를 동반한다. 작은 크기의 경색이 여러번 반복되는 경우가 많고 이 때 연하장애는 서서히 악화된다.
	거미막밑출혈	돌발적인 두통이나 의식장애로 발생한다. 혈관 연축(vasospasm)에 의한 경색이나 수두증을 동반하지 않으면 연하장애는 거의 보이지 않는다. 전두엽의 경색에서는 주로 구강준비기, 구강운반기의 장애를 보인다.
외상성 뇌손상	뇌좌상	교통사고나 추락 사고 등에 의해 생기는 것으로, 별도의 특징적 증상이 있는 것은 아니다. 손상의 정도에 따라 의식장애 지속 기간이 달라진다. 고위뇌기능장애가 후유증으로 문제가 되나 연하장애는 일과성인 경우가 많다. 항정신약을 사용한 경우나 혈관 연축에 의한 경색이나 수두증이 동반되면 연하장애가 생길 수 있다.
	뇌출혈	
	거미막밑출혈	
	경막하 혈종	
	경막외 혈종	
	미만성 축삭손상	
파킨슨 증후군	파킨슨병	추체외로계를 중심으로 한 증상(강직, 진전, 서동증, 자세반사장애 등)을 나타내는 일련의 질환으로, 성인기에 서서히 발병하여 진행한다. 초기에는 연하장애가 발생하지 않는다. 초기 증상으로는 주로 구강준비기 및 구강운반기에 장애가 나타나고, 서서히 인두기까지 영향을 미친다. 질환에 따라 추체로계나 소뇌 이상이 발생하기도 하는데, 연하장애도 그 중증도가 다르다. 속발성 파킨슨증에는 뇌혈관장애 후유증, 약제 부작용, 뇌염, 중독성, 뇌종양, 정상압 수두증, 외상성뇌손상 후유증 등이 포함된다.
	다계통 위축증 　선조체흑질변성증 　올리브다리뇌소뇌위축증 　샤이 드래거 증후군	
	진행성 핵상 마비	
	속발성 파킨슨증	
척수소뇌변성	만발성소뇌피질위축증	운동실조를 주 증상으로 하고, 소뇌와 척수에 주 병변이 있는 원인 불명의 변성 질환을 총칭한다. 유전성과 비유전성이 있다. 척수형이나 소뇌형에서는 연하장애가 드물지만, 추체외로나 추체로에 이상이 있는 경우에는 심하게 나타난다. 진행성이며 아직 치료법은 없다.
	올리브다리뇌소뇌위축증	
	운동실조증	
	치상적핵 담창구 루이체 위축증	
운동 신경원 질환	근위축측색경화증	척수의 전각세포나 측삭이 서서히 변성되는 진행성 질환이며 사지에 근력저하가 생긴다. 말기에는 호흡장애를 일으켜 인공호흡기가 필요하다. 연하장애는 말기에 발생하는데, 감각장애가 없기 때문에 고통이 따른다. 진행성 구척수 근위축증에서는 사지의 근력저하에 비해서는 조기에 연하장애가 생긴다.
	진행척수 근위축증	
	유전성 척수 근위축증	
	진행성 구척수 근위축증	
근질환	진행성 근 디스트로피	골격근의 이상에 의해 사지에 근력저하가 발생한다. 진행성 근육병은 말기에 연하장애가 생긴다. 다발성 근염에서는 초기부터 연하장애가 생기는 경우고 있는데, 스테로이드제로 호전되는 경우가 많다. 중증근무력증도 약제에 반응하며, 흉선 적출술을 시행해야 하는 경우도 있다.
	근 긴장성 디스트로피	
	선천성 근 디스트로피	
	선천성 비진행성 근육병	
	다발성 근염	
	중증근무력증	

표 1-5 연하장애를 일으키는 주요 질환(계속)

질환의 분야	질환명	질환의 개요 및 연하장애의 특징
다발성 신경염	길랭-바레 증후군	운동신경을 중심으로 해서 말초신경에 전신적으로 장애를 입는 질환이다. 길랭-바레 증후군은 갑자기 발생하며 사지의 근력이 저하된다. 중증의 경우에는 호흡장애나 연하장애를 초래한다. 약제치료에 잘 반응하며, 저절로 호전되는 경우도 있다. 만성염증성 탈수초성 다발신경병은 반복적으로 증상이 생기며 서서히 악화되는 경과를 거친다. 연하장애도 점점 악화된다.
	만성 염증성 탈수초성 다발신경병	
두경부종양	비강 부비강종양	두경부종양 자체로 연하장애가 생기는 경우는 비교적 드물다. 흔한 증상은 인두에 이물감을 느끼거나 발성에 문제가 생기는 것이다. 혀나 인두, 후두에 수술적 조작을 하거나 방사선 치료를 받으면 연하장애가 발생한다. 기관 절개술 후에도 연하장애가 생길 수 있다.
	구강, 설암	
	상인두암	
	중인두 종양	
	하인두암	
	후두종양	
	식도종양	
소아의 질환	뇌성마비	운동발달장애를 주 증상으로 하며 비진행성 질환이다. 경직형,운동실조형, 혼합형으로 분류되며 중증의 경직형 사지마비의 경우에 연하장애를 동반한다.
심인성 질환	히스테리 전환	사지의 마비나 감각장애, 언어장애 등 여러가지 증상으로 나타나지만, 객관적인 검사에서는 이상을 보이지 않는다. 연하장애로 발병하는 경우도 있다.
	신경성 식욕부진증	연하장애는 없으나, 구토나 거식(拒食)을 증상으로 보일 수 있다. '섭식장애' 의 일종이다.

III. 주요 질병과 그에 따른 연하장애의 특징

연하장애를 일으키는 주된 질환의 개요와 연하장애의 특징을 표 1-5에 요약했습니다. 진행성 질환에서는 연하장애도 점점 악화되기 때문에 그때그때 상황에 맞추어 현실적으로 대응해야 합니다.

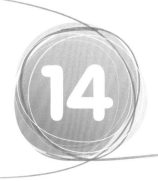

14 고령자는 누구나 위험하다!

I. 뚜렷한 신경질환이 없어도 연하장애는 생긴다!

연하장애를 일으키는 질환에 관해서는 앞의 항에서 설명했으나, 고령자는 신경계에 확실한 이상이 없어도 연하장애가 생기는 경우가 적지 않습니다. 노화가 섭식-연하기능에 미치는 영향이 최근 서서히 주목을 받고 있습니다. 그 증상은 가벼운 인두의 불편감에서부터 사레들리는 빈도의 증가, 삼키기 어려움, 위 또는 장관의 운동장애에 이르기까지 다양합니다. 연하장애가 심해지면 저영양상태나 탈수 또는 흡인성 폐렴이 발생하기도 합니다. 딱히 뇌졸중이나 퇴행성 뇌질환 등의 질환이 없어 보이는 고령자라고 하더라도 전신마취 하에 복부 또는 흉부 수술을 받게 되면 수술 후에 흡인성 폐렴이 발생할 수 있습니다. 또한, 고령자들은 여름 더운 날에 탈수가 되거나 겨울에 감기 또는 독감에 걸리면 연하장애가 발병할 위험이 커지게 됩니다. 이와 같은 환자 가운데는 자기도 모르는 사이에 동맥경화로 인한 다발성 뇌경색이 생긴 경우도 있습니다. 그러나 검사를 받지 않으면 원인을 명확히 알 수 없으므로, 그저 "나이가 많으니까" 라고 얘기할 수밖에 없는 환자도 볼 수 있습니다. 다발성 뇌경색에서는 인두기의 이상이나 흡인이 장기간 지속되는 환자가 많은데 반하여, 그런 질병이 없는 고령자는 저영양상태나 탈수를 치료하고 나면 연하반사도 잘 회복되는 경우가 많은 것 같습니다. 주로 선행기-구강준비기에 문제가 있어서 스스로 음식을 섭취하지 않기 때문에 탈수에 빠지는 경우도 있습니다. 고령자의 병태생리에 대해서는, 구강인두의 변화나 노화 그 자체에 의한 신경세포의 감소 등을 생각할 수 있으나 그밖에도 자리보전 때문에 생긴 이차적 합병증 즉, 폐용 증후군(廢用症候群, disuse syndrome)[18]도 하나의 원인이라고 할 수 있습니다.

> ### MEMO 다발성 뇌경색 >>>
>
> 자기공명영상(MRI)이 널리 보급되고 뇌혈관질환에 대한 건강검진[19]이 시행되면서, 증상이 없는 고령자에게서도 뇌경색이 여러 군데 있는 경우가 많다는 것을 알게 되었습니다. 뇌경색이라고는 하지만, 관통 동맥(perforating arteries)이라고 부르는 작은 혈관이 막혀서 발생하는 열공(lacunar)[20]경색인데, 막힌 부위에 따라서는 전혀 증상이 없을 수 있고 의식하지 못하는 경우가 대부분입니다. 그런데, 이와 같은 분들이 작은 뇌경색 몇 번 반복해서 발생하고, 게다가 양측의 대뇌반구에 생기면 연하장애나 구음장애를 호소하게 됩니다. 많은 경우 식사나 생활습관이 서구화 됨에 따라 동맥경화가 진행된 것이 원인입니다.

---

18 탈조건화(deconditioning)과 거의 같은 개념으로 사용되는 용어로서 '장기간의 신체활동 감소 때문에 생기는 신체의 다양한 변화' 를 의미한다. (역자 주)

19 일본에서는 '뇌를 기록한다' 는 뜻의 '뇌 도크(腦ドッグ, Brain documentation의 줄임말)' 라는 단어를 사용하고 있다. 뇌혈관질환에 대한 건강검진을 일컫는 말로 널리 사용된다. (역자 주)

20 지름 15 mm 미만의 작은 피질하(subcortical) 경색을 의미한다. (역자 주)

Ⅱ. 연하장애의 증상은 계속 바뀐다.

고령자에서는 영양상태나 탈수를 치료하면 연하장애도 호전되는 경우가 많습니다. 전신 상태가 나빠서 일어나지 못하고 침상에 누워 있는 환자도 물리치료와 훈련을 통해 장시간 휠체어에 앉아 있을 수 있게 되면 연하장애도 좋아집니다. 걸을 수 있는 고령자는 대부분 입으로 음식을 먹을 수 있습니다.

그러나 반대의 경우도 있을 수 있다는 것을 잊어서는 안됩니다. 연하훈련을 통해 입으로 먹을 수 있게 된 환자라고 해도, 집으로 돌아가서는 다시 악화되는 경우가 종종 있습니다. 연하장애는 "이제 완전히 나았어" 라고 속단하는 것은 위험합니다. 여름의 더운 날씨에는 탈수가 되지 않도록 조심하지 않으면 또다시 연하장애가 재발하기 때문입니다. 겨울에 독감에 걸려 몸저눕게 되면 결국 연하기능도 저하됩니다.

고령자의 경우에는 섭식-연하의 증상이 계속 바뀌게 됩니다. 따라서, 환경에 영향을 받아 폐용 증후군에 빠지기 쉽다는 것을 기억해야 합니다.

MEMO 폐용 증후군 >>>

예전에는 "병을 치료하는 데에는 안정이 제일" 이라고 말해 왔습니다. 그러나 안정은 반드시 좋은 점만 있는 게 아니라, 장기간의 안정은 오히려 이차적인 합병증을 야기한다는 사실을 알게 되었습니다. 특히 고령자의 경우에 근력저하나 지구력저하 관절구축이란 합병증을 일으켜, 때때로 치명적인 결과로 이어질 수 있습니다. 이와 같이 장기간의 안정 때문에 발생한 이차적 합병증을 '폐용 증후군(disuse syndrome 또는 deconditioning syndrome)' 이라 부르는데, 이것은 무엇보다 예방하는 것이 중요합니다. 고령자가 질병이나 탈수증을 계기로 해서 폐용증후군에 빠지게 되면, 연하장애나 흡인성 폐렴의 위험도 증가한다는 것을 알고 있어야 합니다.

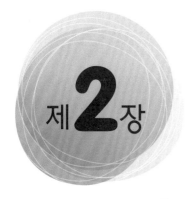

제**2**장

연하장애의 진단과 평가

15 쉽게 따라 할 수 있는 진찰 요령

I. 연하기능 평가의 중요성

연하장애의 재활치료를 시작하기 전에 먼저 연하기능을 정확히 평가하는 것이 중요합니다. 일반 임상의학의 분야에서는 질환을 진찰하는 것이 강조되지만, 연하장애의 치료를 시작할 때에는 단지 섭식-연하의 병태생리를 파악하는 것만으로는 불충분합니다. 앞에서도 언급했지만, 재활치료를 통해 입으로 섭식을 할 수 있게된 경우라고 하더라도 장애가 완전히 없어진 것이 아니라는 사실을 잊어서는 안됩니다. 그러므로 섭식할 때의 자세나 안전하게 삼킬 수 있는 음식물의 형태를 알아내는 것도 중요하며, 적절한 연하 훈련 및 수기 (maneuver)를 선택하는 일 등도 기능 평가에 포함되어 있습니다.

II. 기능 평가의 개요

연하장애의 기능평가 방법은 세 단계, 즉, ①병력 청취 ②신체검사 소견 ③검사로 나누어집니다.

어떤 환자도 바로 검사를 할 수는 없습니다. 검사를 할 필요가 없는 환자도 있으므로, 우선은 병력 청취부터 하는 것이 철칙입니다. 병력을 듣는 것은 선별검사(스크리닝)의 의미로서도 중요하며, 전신상태뿐만 아니라 섭식 상황이나 가족의 수발 등을 충분히 파악해야 합니다. 의식 장애나 전신쇠약이 있는 환자에게 입으로 음식을 먹게 하려는 의료인이나 복지관계자를 종종 만나곤 하는데, 이것처럼 위험한 일은 또 없습니다.

의식의 상태나 지구력, 심폐 기능 등의 전신상태를 파악하는 것을 잊어서는 안됩니다. 신체 검사를 통해 뇌신경을 비롯한 신경학적 소견, 근골격계 소견, 발성상태, 구강 상태 등을 평가합니다. 연하기능에 초점을 맞춘 평가 방법으로는 물마시기 검사(water swallow test)나 반복적 침삼키기 검사(Repetitive Saliva Swallowing Test; RSST), 음식을 사용한 검사(Food test) 등이 있습니다. 시행할 수 있는 검사에는 비디오투시 연하검사 (VFS)와 연하내시경 검사(FEES)를 들 수 있습니다. 연구 목적으로는 인두내압측정(manometry)이나 근전도, 연하음, 인피던스 측정 등도 시행하고 있지만, 진료 목적으로는 일반적으로 사용하고 있지 않습니다. VFS와 FEES에 관해서는 뒤에 상세히 설명하므로 여기서는 생략하겠습니다.

표 2-1 **선별 검사(screening)용 문진표**

구 분	증 상
현재의 섭식 상황	먹는 것이 늦고 시간이 걸린다
	사레 증상이 빈번히 생긴다
	삼킬 때에 어려움을 느낀다
	목 안에 음식이 걸리는 것 같은 느낌이 남는다
	음식물이 입에서 흘러 내린다
	입안에 음식물이 남아 있다
	식사량이 심하게 감소했다
	단단한 것을 먹을 수 없게 되었다
	액체를 삼키기 어렵게 되었다
	증점제를 첨가하지 않으면 먹을 수 없다
	섭식에 수발이 필요하다
구강 기관의 상태	자주 침을 흘린다
	목소리가 이상하게 변했다(쉰 목소리)
	틀니가 맞지 않게 되었다
	스스로 양치질을 할 수 없다
전신 상태	의식이 흐리다
	장시간 앉아 있지 못하게 되었다
	체중이 줄었다
	발열이 반복된다
	숨이 차는 증상이 가끔 생긴다
	구토하는 일이 많다
	입이 자주 마른다
	폐렴, 기관지염으로 몇 번 입원을 했다

III. 선별 검사(screening)로서의 문진

입으로 음식을 먹고는 있으나 연하 기능에 문제를 호소하는 환자나 고령자에서 연하장애를 스크리닝(선별 검사)하는 경우에는 준비해 둔 문진표를 사용하면 편리합니다(표 2-1).

IV. 신경학적 소견과 구강 평가

'뇌신경 검사는 어렵다'는 선입견이 있는데, 어깨의 긴장을 풀고 편안하게 생각하게 주세요. 연하운동에 관계되는 진찰은 여러분도 간단히 시행할 수 있습니다(표 2-2). 동시에 구강 내 상태도 관찰하면 더 좋겠지요.

표 2-2 **연하운동에 관한 신경학적 소견과 구강 소견**

구분	평가 항목
후신경	냄새를 맡을 수 있는지 검사한다.
시신경	음식이 보이는지를 물어본다.
삼차 신경	크게 입을 벌리도록 명령한다. 설압자(혀를 누르는 기구)를 좌우의 어금니로 물게 하여 힘을 본다. 입안을 설압자로 눌러 감각이 있는지를 평가한다.
안면 신경	입술을 다물도록 명령하여 그 힘을 평가한다. 뺨을 부풀리도록 명령한다. '이―' 라고 말하게 하여 뺨의 움직임을 관찰한다.
설인 신경	'아―' 라고 말하게 하여 목젖의 움직임을 관찰한다. 구개편도부를 설압자로 눌러 감각이 있는지를 조사한다.
미주 신경	발성 기능을 평가하고 쉰 목소리 유무를 평가한다.
설하 신경	혀를 앞으로 내밀게 하여 움직임을 관찰한다.
여러 개의 신경	미각에 관해 묻는다. 구개편도부를 설압자로 자극하여 구역반사를 평가한다. 침을 꿀꺽 넘기게 하여 후두의 움직임을 관찰한다.
구강 내 소견	이와 잇몸의 이상이나 교합의 상태를 관찰한다. 구강내에 음식물이 남아 있는지 여부를 관찰한다. 설태의 유무나 구강 점막의 상태를 관찰한다.
기타	휠체어에 앉아 있을 만한 체력이 있는지를 평가한다. 경추부의 수동 관절 운동 범위(구축의 유무)와 근력을 조사한다. 악관절 구축 유무를 평가한다.

V. 물마시기 검사(water swallow test)와 개정 물마시기 검사

물을 마시게 한 뒤에 사레 증상의 유무에 따라 흡인을 판단하는 테스트입니다. 원래는 30ml의 물을 마시게 하여 관찰하는 방법이었으나, 이와 같이 다량의 물을 마시게 하는 것은 임상적으로 문제가 될 수 있습니다. 개정 물마시기 검사(Water Swallow Test Revised; WST-R)로는 마시게 하는 물의 양은 3ml로 하고 사레증상의 유무, 호흡의 변화, 삼킨 이후의 쉰목소리의 유무를 관찰합니다. 사레 증상이 없더라도 호흡에 이상이 있으면, 무증상 흡인(Silent Aspiration)을 의심할 수 있습니다.

검사할 때의 자세에 따라 결과가 달라진다는 것을 기억해야 합니다. 일반적으로 몸을 뒤로 기댄 자세(reclining)로 검사하면 똑바로 앉아서 검사할 때보다 흡인이 적은 것 같습니다. 또한, 목은 뒤로 젖힌 것(신전, extension)보다 앞으로 숙이면(굴곡, flexion) 흡인이 감소합니다. 그리고, 마비측으로 고개를 돌리면 흡인이 되지 않는 경우도 있습니다.

VI. 반복적 타액연하(침 삼키기) 검사(RSST)

RSST는 검출 민감도가 높고, 섭식 시작 여부를 판단할 때 유용한 검사입니다. 침 또는 1ml 정도의 물을 마시게 합니다. 반복하여 빨리 삼키도록 지시하고 30초 동안 몇 번이나 연하운동이 일어나는지를 평가합니다. 3회 이상 적절히 삼킬 수 있으면 연하장애가 가볍다고 판단합니다.

VII. 음식물 검사(Food Test)

차 숟가락 한 술 정도의 푸딩(약 4g)을 먹어봅니다. 사레 증상이 있는지, 구강 안에 남는 것은 없는지 등을 평가합니다. 혓등에 음식 찌꺼기가 남아 있으면 인두 내에도 남아 있을 위험이 높습니다. 자세에 따라 결과가 달라질 수 있는 것은 물 마시기 검사와 마찬가지입니다.

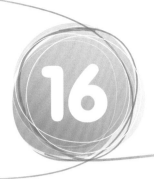

16 비디오투시 연하검사로 무엇을 할 수 있는가?

I. 비디오투시 연하검사란?

여러분은 '비디오투시 연하검사'라는 말을 들어본 적이 있습니까? 비디오투시 연하검사(videofluoroscopic swallowing study, VFS)란 음식물을 삼키는 데 생긴 문제를 X-선을 사용하여 평가하는 검사로서 재활의학 영역에서 빠질 수 없는 중요한 검사 중 하나입니다.[21] 조영제가 포함된 검사용 음식을 사용해서 검사하는 것이 특징적인데, 연하 운동을 동영상으로 기록하여 섭식-연하장애를 진단하는 검사입니다. VFS는 연하내시경검사(FEES)와 함께 기구를 이용하는 연하기능 평가(instrumental assessment)의 핵심을 이루고 있습니다. FEES에 관한 상세한 설명은 제18항에서 다루게 됩니다. 여기서 간단하게만 설명하면, 부드러운 후두내시경으로 검사를 시행하면서 동시에 기록한 동영상을 보면서 연하장애를 평가 진단하는 방법입니다. FEES가 직접 후두를 보는 검사라면 VFS는 간접적 검사라고 할 수 있겠지요. 그림 2-1은 실제 VFS 영상을 보여주고 있습니다.

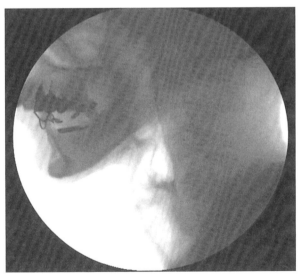

그림 2-1 실제 VFS 영상의 한 장면

---

21 비디오 연하조영, 비디오 렌트겐 검사, Video Fluoroscopy, Modified Barium Swallow 등 여러가지 표현이 사용되었으나, 2004년부터 일본 섭식-연하 재활 학회에서는 '연하 조영(嚥下造影)' 또는 '연하조영검사'로 용어를 통일하였다고 한다. 우리나라는 '비디오투시 연하검사'라는 표현이 널리 사용된다.

II. 비디오투시 연하검사의 목적은?

그렇다면 VFS는 무슨 목적으로 시행하는 걸까요? VFS를 시행하는 목적에는 각각의 환자가 가진 연하장애를 평가하고 하는 '진단적 측면' 과, 검사 결과를 기초로 안전하게 식사를 할 수 있는 방법을 파악하기 위한 '치료적 측면' 이 있습니다. 먼저 첫번째 목적인 '진단적 측면' 에 관해서 설명하겠습니다. 각각의 환자가 가진 연하장애를 평가, 진단하기 위해서는 연하에 관계되는 제 기관, 예컨대 구강, 인두, 후두 등의 형태학적 이상이나 기능적 이상을 평가해야 합니다. 따라서, 해부학이나 생리학적인 기본 지식과 어느 정도 VFS 검사에 대한 숙련이 필요합니다. 특히 정상적인 VFS 소견을 모른다면 이상(異常)도 모릅니다. VFS 검사에서 정상-비정상을 판단하는 것은 혈액검사에서 정량적 수치로 판단하듯이 할 수 없고, 경험과 느낌으로 알게 됩니다. 평가할 때 빠져서는 안 될 주요 항목들을 표 2-3에 구체적으로 정리하였습니다.

다음으로는 VFS 검사가 가지는 '치료적 측면' 입니다. 음식 먹을 때의 자세(고개 및 몸통의 각도, 고개 돌리기 등), 음식의 형태, 한입에 넣는 음식의 양 등에 대해 미리 검토한 후 검사를 하는 것이 중요합니다. 예컨대 고개를 정면을 향한 자세로 먹으면 흡인이 일어나는 편마비 환자의 경우, 마비측으로 고개를 돌리는 것(head rotation)만으로도 흡인 없이 안전하게 먹을 수 있는 경우가 있습니다. 또한 액체에서만 흡인되는 환자도 있습니다. 이와 같이 안전하게 먹게 하기 위한 '치료적 측면' 은 VFS를 시행해야만 비로소 알 수 있게 되므로 이 검사

표 2-3 비디오투시 연하검사의 평가 항목

구분	측면상(lateral projection)	정면상(anterior projection)
구강	· 음식을 입에 넣는 기능 · 구강내 보유 · 잔류 유무와 부위 · 저작 · 식괴 형성 · 설근부와 인두로 운반 · 구강 내 통과 시간	· 좌우 대칭성 · 잔류 부위 · 저작 · 식괴 형성
인두	· 연하 반사 　연구개의 움직임(비인강으로 역류) 　설근의 움직임 　설골의 움직임 　인두의 거상 　후두개의 움직임 　인두의 연동 　윤상 인두근의 크게 벌림 · 잔류 　조롱박 오목 　후두개곡 · 흡인(후두 내 유입) · 인두 통과 시간	· 성문 및 성문 전정의 폐쇄 · 인두벽의 연동 · 윤상 인두근의 좌우 차이 · 인두 통과의 좌우 차이 · 잔류 부위 　조롱박 오목 　후두개곡
식도	· 식도 내 잔류 · 식도 하부의 협착, 확장 · 위식도 역류증	· 연동 · 식도 내 잔류 · 사행(식도가 꾸불꾸불한 모양을 보이는 것), 협착, 게실(식도, 위등 관상 장기가 불거짐) · 식도 통과 시간

는 대단히 중요한 것입니다.

Ⅲ. 비디오투시 연하검사는 만능인가?

지금까지 VFS 의 중요성에 관하여 언급해 왔는데, 그렇다면 VFS는 만능일까요? 그 대답은 당연히 '아니오' 입니다. VFS는 섭식, 연하기능에 문제가 있는 경우의 검사로서는 가장 확실한 방법 중 하나인 것은 틀림 없지만, 동일한 환자라 하더라도 각성상태나 피로의 정도에 따라서 검사 결과에 차이가 나는 경우가 있습니다. 즉 검사의 재현성이나 신뢰성에 부족한 부분이 있다는 점에서 완전한 검사라고 할 수는 없겠습니다.

예를 들어, 이번 검사에서는 씹는 기능이 정상으로 보이지만 다음 번 검사에서도 문제가 없을 거라고 판단하기 어려운 것입니다. 환자를 매일 관찰하는 의료진의 평가가 있어야만 비로소 VFS가 제 역할을 하게 됩니다. 또한 X선 투시실로 이동 할 수 없는 경우, 예를 들면 중환자실에 입원 중인 급성기의 환자에게는 시행할 수 없다는 점도 문제점으로 지적됩니다.

MEMO **VFS와 식도 조영술(esophagogram)** >>>

식도 조영술은 투시 검사를 시행하면서 조영제인 바륨을 삼키게 하여 식도암의 유무를 진단하는 검사입니다. 이 검사를 비롯해서 조영 검사는 단일 조영제를 직접 삼키는 방법을 사용하며, 때로는 혈관 안으로 조영제를 주입하는 검사도 있습니다. 그러나 VFS는 아주 독특한 검사로서 조영제 단독으로는 검사할 수 없습니다, 음식물 안에 조영제를 섞어서 사용합니다. 조영제를 다른 물품에 섞는 검사는 VFS 외에 들은 적이 없습니다. VFS는 환자의 생활을 폭넓게 고려하면서 사회 복귀를 목적으로 하는 검사이기 때문에 식품 안에 조영제를 넣어서 시행하고 있습니다. 이것이 VFS가 식도 조영술과 다른 점입니다.

비디오투시 연하검사에
직접 참여해 보자

I. 검사의 설명과 동의

이제 비디오투시 연하검사(VFS)의 구체적인 방법을 말씀드리겠습니다. 실제 검사의 순서에 따라 이야기를 진행하겠습니다. VFS를 시행하기 전에 먼저 환자나 그 가족에게 검사의 필요성과 위험성에 관한 설명을 충분히 한 후 동의를 얻을 필요가 있습니다. 이른바 '충분한 설명에 근거한 동의(Informed Consent)' 입니다. 저자가 일하는 병원에서는 원내 공통 서식을 사용하여, 가능한 한 문서로서 동의서 서명을 받도록 하고 있습니다. 그렇게 함으로써 환자는 검사에 관해 보다 이해하기 쉽고, 의료진도 쓸데 없는 오해를 피하고 안전하게 검사를 할 수 있는 장점이 있습니다.

II. 비디오투시 연하검사 전에 필요한 준비

VFS 시행 전에 확인해야 할 사항이 몇 가지 있습니다. 먼저 검사 전날까지 반복 타액 연하검사(Repetitive Saliva Swallowing Test: RSST)나 물마시기 검사, 개정 물마시기 검사(WST-R) 등의 스크리닝 검사를 마쳐 두어야 합니다. 스크리닝으로 얼마나 심한 연하장애인지 어느 정도 판단할 수 있기 때문입니다. 조영제 알레르기가 있는 경우도 검사에 주의사항이기 때문에 사전에 확인을 해둘 필요가 있습니다. 예컨대 요오드 알레르기가 있는 경우, 비이온성 조영제를 사용할 때에는 상당히 주의해야 합니다. 조영제에 관해서는 뒤에 상세히 서술하겠습니다. 또한, 검사 당일에 전신상태가 나쁘다면 VFS는 시행하지 못하므로 발열이나 혈압 등 활력 징후를 확인합니다. 검사 직전에는 만일의 긴급시에 대비하여 흡인(suction) 장치나 심폐소생술을 시행할 준비를 해두어야 합니다.

III. 검사용 모의 식품

검사용 모의(模擬) 식품이란 VFS에 사용하는 검사용 식품을 말합니다. 저자의 병원에서는 항상 조영제가 들어간 커피맛 젤리나 커피(점도를 바꾼)를 사용하고, 필요에 따라 그 외에도 다양한 음식을 검사에 사용합니다. 즉 액체, 반고형식(半固形食), 고형식(固形食), 고체와 액체의 혼합물 등으로 형태가 다른 다양한 모의 식품을 준비합니다(그림 2-2). 젤리의 경도(硬度)는 젤라틴의 농도에 따라 결정됩니다. 너무 딱딱하거나 너무 부드러

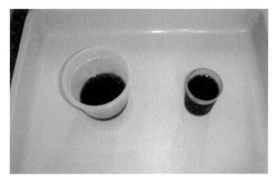

그림 2-2 **검사용 모의식품의 예**
(왼쪽은 젤리, 오른쪽은 커피)

운 것은 검사에 적당하지 않으므로, 매번 적당한 정도의 일정한 경도를 유지해야 합니다.

일반적으로 젤라틴의 농도는 1.6-2.0% 정도가 바람직하다고 알려져 있는데, 저희 병원에서는 2%의 젤리를 사용하고 있습니다. 조영제에 관해서는 나중에 별도로 상세히 설명하므로 여기서는 간단하게만 언급하겠습니다. 저희 병원에서는 흡인이 되었을 경우의 안전성을 최우선으로 고려하여 비이온성(non-ionic) 조영제를 사용하는 것을 원칙으로 하고 있습니다. 농도에 있어서는 젤리(또는 커피)와 조영제를 2:1의 비율로 희석합니다. 기제(基劑)[22]는 원칙적으로 커피를 사용하고 있는데, 이것은 커피가 조영제의 거북한 맛을 숨기면서 맛이 서로 잘 어울리기 때문입니다. 어린이나 커피를 싫어하는 사람들에게는 유산균 음료나 오렌지주스를 사용하기도 합니다. 이와 같은 경우에는 약간 쓴 맛이 적고 단 맛이 많은 조영제를 기제에 혼합하기도 합니다. 앞서도 설명했지만, VFS는 항상 동일한 조건으로 시행해야 하기 때문에 위에서 언급한 검사용 모의 식품(젤리나 반고형 액체)은 재활 간호사 등 한 명의 직원이 매뉴얼대로 만드는 것이 좋겠지요. 그렇게 함으로써 물성학적 특성과 조영제 농도가 항상 일정한 검사용 모의식품을 만들 수 있습니다.

IV. 조영제의 종류

조영제에 있어서는 일본 쉐링사에서 '조영제 요람' 을 출판했습니다. 조영제는 수용성(水溶性)과 지용성(脂溶性)으로 분류됩니다. 수용성 조영제는 모두 요오드 제제(요오드 알레르기 환자에게는 원칙적으로 사용할 수 없음)로서, CT 및 VFS을 포함해 많은 검사에서 사용되고 있습니다. 수용성 조영제는 다시 이온성(ionic)과 비 이온성(non-ionic) 조영제로 분류되는데, 이 두 가지의 최대 차이점은 삼투압(osmolarity)의 차이입니다. 가스트로그라핀(Gastrografin®)[23]을 비롯한 이온성 조영제는 '제 2 세대' 라고 부르는데, 삼투압이 높아서 만약 흡

---

22 약학(藥學)에서 연고 등의 약을 만들 때 바탕으로 쓰는 물질을 의미하는 말로 쓰인다. 여기서는 모의 음식을 만들 때 바탕이 되는 기초 재료를 의미한다.

23 바이엘(Bayer)사에서 만든 위장관계 조영제의 상품명 (역자 주)

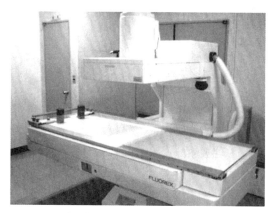

그림 2-3 X-선 투시장치(Fluoroscope)

인이 되면 폐독성이 문제가 되므로 VFS에 사용하는 것이 금지되어 있습니다. 이에 반해 비이온성 조영제는 이온에 따른 독성을 피하기 위해 개발된 것으로 '제 3 세대 조영제' 로 부르고 있습니다. 제 3 세대 조영제는 삼투압이 낮아 폐독성 등의 부작용이 적으므로 VFS에는 대단히 적절합니다. 저희 병원에서는 원칙적으로 조영제는 제 3 세대 조영제를 사용하고 있습니다. 그러나 제 3 세대 조영제는 대단히 고가이며 경구 사용시 보험 적용이 인정되지 않아서 환자의 상태에 따라 선택하고 있습니다.

흡인의 위험이 낮다고 생각되는 환자(첫번째 검사에서 연하장애 심하지 않았던 경우)에게는 황산(또는 유산) 바륨도 사용하고 있습니다. 황산 바륨도 소량으로 저농도(일반적인 소화기 검사시 농도의 1/10 로 검사 가능)를 사용한다면 VFS 검사시 흡인되더라도 위험성은 높지 않다고 합니다. 저희 병원에서는 연구비를 사용하여 고가(高價)의 제 3 세대의 비이온성 조영제를 구입하고 있지만 전국적으로 본다면 VFS에 가장 일반적으로 사용하는 조영제는 역시 황산 바륨일 것입니다. 황산 바륨은 경제적이며 저(低)삼투성으로서 비교적 안전하고 조영 능력도 좋아서 VFS에는 비교적 우수한 조영제라고 할 수 있습니다. 바륨을 사용할 때의 농도는 일반적으로 10% 정도로 희석합니다. 고농도로 사용하면 대조(contrast)는 뛰어나지만 점도가 높아지므로 액체로서의 성질이 바뀌는 단점이 있습니다. 반대로 저농도의 경우에는 액체로서의 물성은 뛰어나지만 대조(contrast)는 부족해집니다.

V. 필요한 장치

VFS에 필요한 기기는 크게 나누어 ①X-선 투시장치(그림 2-3) ②VFS용 검사의자(그림 2-4) ③모니터와 기록장치(DVD 등)(그림 2-5)를 들 수 있습니다.

X-선 투시장치는 일반적으로 고전압 발생장치, X-선 튜브, 이미지 확대관, 투시촬영대, 모니터, X-선 제어장치 등으로 구성된 시스템이라는 정도만 알아두시기 바랍니다. 본서에서는 상세한 내용은 생략토록 하겠습니다.

다음은 VFS용 검사 의자입니다. 일본에서는 거의 특별 주문제작된 것으로 기성품은 거의 없으나, 미국에서

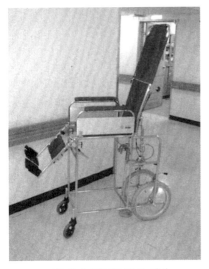

그림 2-4 VFS용 검사 의자

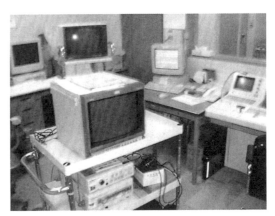

그림 2-5 모니터와 기록장치

는 몇 종류가 시판되고 있는 것 같습니다. 저희 병원에서는 의자 제작업자에게 의뢰하여 저희 병원만의 고유한 VFS용 검사의자를 제작했습니다(그림 2-4). 시판되는 제품과 비교해서 병원마다의 독특한 필요에 맞게 제작할 수 있다는 장점이 있습니다. 저희 병원의 검사의자는 뒤로 기댈 수 있는 리크라이닝(reclining) 기능이 있으며 높이는 X-선 튜브의 높이에 맞추어 높게 만들었습니다. 또한 의자의 폭도 X-선 튜브와 테이블의 거리에 따라 좁게 만들어져 있습니다. 양쪽 손잡이는 탈착식으로 환자가 오르내리는데 편리한 구조로 되어 있습니다. 의자 뒤에는 산소통도 실을 수 있습니다.

모니터와 기록 장치는 그림 2-5와 같이 모니터와 DVD 레코더를 사용해서 모두 DVD 디스크에 기록 보존하고 있습니다.

VI. 검사시의 자세

연하의 상태는 고개 돌리기, 경부의 굴곡과 신전, 뒤로 기댄(reclining) 몸통의 각도 등 자세변화에 의해 달라집니다. 인두 잔여물이 많은 환자에서 잔류가 많은 쪽, 즉, 마비측으로 고개를 돌리면 마비측 중인두에서 하인두가 폐쇄되어 식괴가 건측으로 통과하게 됩니다. 이를 통해 흡인의 위험을 줄일 수 있습니다. 그러나 경추의 골극(骨棘, osteophyte) 등의 영향이 있을 수 있으므로 일반화하여 이야기하는 것은 위험하므로 VFS로 정확하게 확인하는 것이 중요합니다. 경부의 굴곡과 신전에 관해서는 목을 약간 앞으로 굴곡한 자세가 바람직하다고 합니다. 이유는 여러가지가 알려져 있는데, 기도의 폐쇄와 식도 입구부의 확장, 반사가 일어나기 쉬운 점 등을 들 수 있습니다. 뒤로 기대는 각도에 관하여는 인두 잔여물이 많거나 연하반사가 지연된 환자에서는 주의가 필요합니다. 뒤로 약간 기대면 보통의 앉은 자세에 비해서 중력의 영향에 의한 흡인예방 효과를 기대할 수 있습니다.

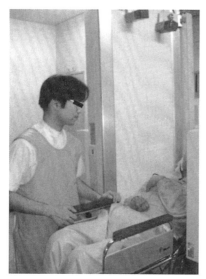

그림 2-6 실제 VFS 검사 장면

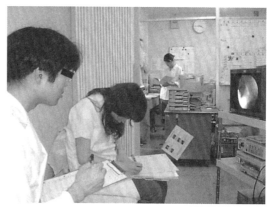

그림 2-7 담당의사의 판독 장면

Ⅶ. 검사의 실제

이상에서 서술해 온 것을 기초로 해서 VFS를 시행합니다. 그림 2-6은 실제 검사 상황입니다. 검사 전날까지 동의서에 서명을 받고 기본적인 진찰을 마친 후 당일에는 검사 직전에 의식, 각성상태 및 활력 징후를 확인하여 검사를 할 수 있는지 여부를 최종 판단합니다. 검사 가능하다고 판단되면 긴급 처치용 기기에 이상이 없는지 확인하고, 앞서 설명한 VFS용 휠체어에 앉아서 적당한 자세로 검사를 실시합니다.

검사용 모의 식품의 선택과 조합은 환자의 상태에 맞추어 이루어집니다. 이렇게 시행한 VFS는 검사를 하면서 실시간으로 평가할 뿐 아니라, 검사가 끝난 뒤에 여러 번 재생하여 보면서 상세하게 검토한 후에 평가 용지에 기록합니다(그림 2-7).

평가 내용은 ① 조영제가 들어간 검사용 모의식품의 움직임 ② 구강, 인두, 후두, 식도의 기관의 움직임에 관한 것입니다. 조영제가 어떻게 움직이는가에 따라, 구강 준비기, 구강 운반기, 인두기, 식도기의 이상 유무를 조사합니다. 또한 거기에 맞추어 혀의 움직임이나 연구개의 거상(擧上, elevation), 후두 거상, 식도입구부 이완 등을 평가합니다. 저희 병원에서는 매주 한번씩 연하 컨퍼런스를 열어서 그 주에 실시한 VFS 검사 결과도 검토합니다. 담당의사뿐만 아니라 많은 의사들이 함께 확인함으로써 보다 정확하게 진단하고 치료할 수 있습니다.

이상 VFS의 실제에 대하여 설명하였습니다. VFS는 연하기능 평가의 핵심에 해당하는 대단히 중요한 검사로서, 연하기능 평가에서 빠져서는 안될 필수 검사라고 생각합니다. 본서가 재활의료팀의 일원인 여러분이 VFS의 중요성을 이해하는데 도움이 되었길 바랍니다.

연하내시경으로 후두를 관찰한다

I. 연하내시경 검사의 목적

굴곡내시경(fiberscope)을 사용하여 연하운동 전후의 인두와 후두를 관찰하고, 그 영상을 비디오나 DVD에 녹화하여 평가하는 연하내시경 검사(Video Endoscopic Examination of Swallowing, Fiberoptic endoscopic evaluation of swallowing, 이하 FEES)는 연하장애의 재활을 진행할 때 유용하게 사용할 수 있습니다. FEES는 비침습성(non-invasive)이므로 반복해서 검사가 가능하고, 연하운동시의 피열, 성대등의 후두나 인두 기관을 직접 관찰할 수 있어서 연하기능을 평가할 수 있습니다. 연하장애의 재활이 필요한 많은 환자들은 검사 시점에서 그 연하장애의 의학적 원인을 알고 있는 일이 많기 때문에, 연하의 기능을 밝히는 것이 FEES의 목적이 됩니다. FEES는 보통의 형태학적 진단이 주목적인 후두내시경 검사와는 구별해야 합니다.

연하장애의 재활을 진행함에 있어서 사레증상이 없는 흡인(Silent Aspiration)의 진단이 중요합니다. 흡인 진단에 중요한 피열이나 성대 등의 운동 평가는 VFS와 FEES 양쪽의 장점을 숙지한 후 조합해서 시행하는 것이 좋습니다. 또한 FEES의 목적으로 중요한 것은 흡인이 없이 안전하게 경구섭식을 할 수 있기 위해 적절한 음식물 형태, 효과적인 자세나 수기(maneuver) 등 연하재활 치료의 전략을 결정하는 것입니다.

II. 연하내시경 검사의 장점과 단점

FEES의 장점과 적응증을 표 2-4에 정리하였습니다. 전신상태가 좋지 않은 환자나 앉아 있기 어려워서 침상을 벗어나지 못하는 환자에게는 음식물뿐 아니라 타액이나 기타 분비물이 원인이 되어 흡인성 폐렴이 발생할 수 있습니다. FEES는 침상에서도 시행할 수 있으므로 질환의 급성기 상태부터 평가할 수 있습니다. 연하장애의 치료를 조기에 시작해야 한다는 것을 고려하면 FEES는 앞으로 더 증가하게 될 것입니다. FEES의 단점이라고 하면 표 2-5에서 보듯이 구강이나 식도 등은 관찰할 수 없기 때문에 연하장애의 전체상을 파악하는 데는 한계가 있다는 것입니다(선행기, 구강준비기, 식도기는 평가하기 어려움). 또한 연하반사가 일어나는 순간에는 화면이 새하얗게 보이는 'white-out' 현상 때문에 후두나 인두를 관찰할 수 없습니다.

표 2-4 연하내시경 검사의 장점과 적응증

1. 조영 검사실이 필요 없다.
   · X-선 투시장비를 이용할 수 없는 시설에서도 시행할 수 있다.
2. 침상 옆(bedside)에서도 시행할 수 있다.
   · X-선 투시실로 이동하기 어려운 환자의 평가시
   · 모니터나 인공호흡기를 장착하고 있는 환자의 평가시
   · 앉아 있을 수 없는 환자의 평가시
3. 후두와 인두의 운동을 직접 보면서 평가한다.
   · 중증(重症) 흡인이 의심되는 환자의 평가시
   · 연하 반사가 미약하거나 전혀 없는 환자의 평가시
   · 장기간 경관 영양을 하여 후두의 변형이 의심될 때
   · 콧소리나 쉰 목소리를 내는 환자의 평가
4. 실제 음식물이나 액체를 사용하여 연하기능을 평가할 수 있다.
   · 실제 음식물의 연하 곤란이 의심되는 혼자의 평가
   · 적절한 음식물 형태, 효과적인 자세, 치료 수기 등을 평가할 때

표 2-5 연하내시경의 단점

1. FEES의 수기, 연하기능의 평가에 경험이 필요하다.
2. 연하반사의 순간은 관찰할 수 없다.
3. 구강이나 식도의 연하기능은 평가하기 어렵다.

표 2-6 연하내시경 검사시의 위험 관리

1. 검사전에 구강을 청결하게 하고 간접적 연하훈련을 실시한다.
2. 흡인(suction) 장치를 준비한다.
3. 맥박 산소포화도 측정 장치를 장착한다.
4. 침을 삼키는 것으로 검사를 시작한다.
5. 검사 종료 후, 인두 내를 흡인(suction) 하고 구강을 청결하게 한다.
6. 검사 종료 후 적어도 1시간 이상 모니터한다.

III. 연하내시경 검사에 필요한 준비

검사 전 준비 사항으로는, 본인 및 가족에게 FEES의 목적과 방법에 관해 충분히 설명한 후 승낙과 동의를 문서로 받아야 합니다. 아주 예민한 환자에게는 염산 리도카인(lidocaine) 스프레이를 비강내에 분무하여 점막 표면을 마취시키기 때문에 리도카인에 대한 알레르기가 없는지를 확인해야 합니다.

검사 시행 직전에는 반드시 구강을 깨끗하게 하여 치구(齒構)나 구강내에 존재하는 세균을 제거합니다. 다음으로는 연하 체조나 간접 연하 훈련을 통해 구강, 인두, 후두 등 연하관련 기관이 검사에 준비되도록 합니다. 침상 옆에서도 시행할 수 있는 검사라는 것이 장점이기 때문에, 체위나 장소는 한정하지 않아도 됩니다. 보통의 검사 자세는 뒤로 기대어 앉은 자세로 편안한 상태에서 시행하는데, 이미 입으로 음식을 먹기 시작한 경우라면 평상시 식사 자세에서 검사를 시행할 것을 추천합니다. 검사용 음식으로는 점막의 색조와 대조가 되는 우유 등의 백색 액체나 요구르트 등의 반고형 검사식을 사용합니다. 이미 입으로 식사를 하고 있는 환자는 자연스러운 연하를 관찰하기 위해 일반적인 식사를 준비합니다.

흡인의 위험성이 있는 환자에게 FEES를 실시할 때에는 반드시 표 2-6에 정리된 것과 같이 위험을 관리해야 합니다. 흡인(suction)은 검사를 시작하기 전에 하는 것이 중요한데 구역반사를 유발하지 않도록 흡인압에 주의해야 합니다. 맥박산소측정기(pulse oximeter)로 동맥혈 산소포화도를 모니터하면서 FEES를 시행하면 보다 안전하게 검사할 수 있습니다. 동맥혈산소 포화도가 90% 까지는 안정시부터 4%이상 저하되면 검사를 중지합

표 2-7 연하내시경 검사의 평가항목

1. 구개범(연구개)과 인두 후벽의 운동
2. 중인두-하인두의 관찰 (안정시)
3. 후두의 관찰 (안정시, 호흡시, 발성시, 침을 삼킬 때)
4. 하인두에 분비물의 저류 상태와 후두 내 유입, 흡인 여부(안정시, 침 삼킨 후)
5. 인두, 후두 점막의 감각검사
6. 실제 음식물이나 액체를 삼킬 때의 관찰

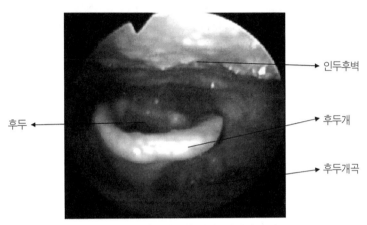

인두후벽

후두

후두개

후두개곡

그림 2-8 연하내시경 검사: 안정시의 인두

니다. 검사 중 흡인에 의해 질식이 일어나면 시간적 여유가 없습니다. 이물(異物)이 확인되면 손가락으로 이물을 제거하거나 등을 두드리거나 흡인(suction)을 해서 배출을 시도해 봅니다. 그래도 배출이 되지 않으면, 상복부 압박법(하임리히 법, Heimlich maneuver)을 시도합니다. 의료진을 교육하여 능숙하게 시행할 수 있도록 해야 하며, 근처에 흡인(suction) 장치를 반드시 준비해 두어야 합니다.

IV. 연하내시경 검사에 의한 평가 방법

FEES 검사는 내시경 앞쪽 끝을 콧구멍(비공)을 통해 삽입하여 상인두(비인강, 鼻咽腔, rhinopharynx) → 중인두(후두개곡) → 하인두 → 후두 순으로 진행합니다. 후두는 피열을 넘어 삽입하면 위험하므로 성문이 관찰되는 정도에서 멈춥니다. 평가 항목은 표 2-7에 정리하였습니다.

상인두와 중인두의 경계는 연구개인데, 제일 먼저 내시경 선단(先端, 앞쪽 끝)을 상인두에 놓고 구개범(口蓋帆, velum palatinum)[24]의 운동과 인두폐쇄 부전의 유무를 확인합니다. 「다-나, 나-다」라고 반복함으로써 구개음과 비음을 교대로 발성시키면 구개범의 수축과 이완의 민첩함이나 타이밍을 관찰할 수 있습니다.

---

24 '커튼' 을 의미하는 라틴어 단어에서 기원하였으며, 연구개(軟口蓋, soft palate)와 같은 뜻으로 사용한다. (역자 주)

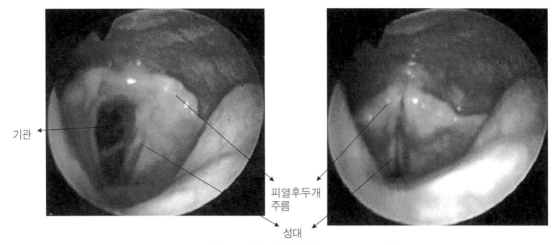

기관

피열후두개
주름

성대

그림 2-9 연하내시경검사 : 후두

다음에 내시경 선단을 중인두까지 진행시킨 후 중인두와 하인두 전체를 평가합니다(그림 2-8). 특히, 설근부의 대칭성, 후두개의 모양 및 안정시의 위치, 인두 후벽의 모양 및 양측 조롱박 오목을 관찰합니다.

그 다음으로 내시경 선단을 후두전정의 직전까지 진행하여 후두를 평가합니다(그림 2-9) 후두는 FEES로 가장 관찰하기 쉬운 구조 중의 하나입니다. 평가에는 충분한 시간을 들일 필요가 있습니다. 정상 연하에서는 후두가 폐쇄되기 전에 피열부(arytenoid)와 후두 전정벽(가성대)의 내전(內轉, adduction)과 상방(上方) 운동이 재빨리 일어나고, 뒤따라 성대가 내전되며 마지막으로 후두개가 뒤로 뒤집히면서 후두 폐쇄가 일어납니다. 피열부와 후두전정벽에 의한 후두폐쇄 시간이 후두개에 의한 폐쇄 시간보다는 길다는 사실은 별로 알려져 있지 않습니다. FEES에서는 이와 같은 연하시 후두 움직임을 관찰하는 것이 중요합니다. 디지털 비디오나 DVD에 녹화해 두고 검사 후에 식괴가 후두개곡이나 조롱박 오목에 머물러 있는 시간을 평가하여 연하운동의 지연이 있는지 판단합니다. 후두내 침입(penetration)과 흡인(aspiration)에 대해서는 표 2-8에 요약한 Rosenbeck 등의 침입-흡인 척도(penetration-aspiration scale)가 유용합니다. FEES로 흡인의 증거를 획득하기 위해 중요한 것은 검사용 식품을 삼킬 때 "화이트 아웃(White-out)" 이 생긴 후 완전히 끝날 때까지 녹화를 해야 한다는 점입니다. 이는 검사가 끝난 후 반복 재생하면서 분석을 해야하기 때문입니다. 화이트 아웃 직전에 이미 음식물이 후두 전정 안으로 이동하고 있었다면 흡인의 가능성이 대단히 높아집니다(그림 2-10).

FEES 가 VFS 보다 훨씬 우수하다고 할 수 있는 측면은, 모의 음식이 아니라 실제 음식 또는 액체를 삼킬 때 기능을 평가할 수 있다는 점과 그 자리에서 바로 흡인의 위험을 평가할 수 있다는 점입니다.

미주신경에서 분지된 상후두 신경(上喉頭神經, superior laryngeal nerve)은 연하반사를 유발하는 데에 중요한 감각 신경이며, 후두나 후두개에 분포되어 있습니다. 상후두신경의 감각수용체가 특히 피열부에 대단히 많이 분포되어 있습니다.

이 감각신경인 상후두신경의 자극은 연수의 고립로핵(孤立路核, nucleus tractus solitarius)을 거쳐 뇌간 망상체(網狀體, reticular formation)에 전달되고 거기서 의문핵(疑問核, Nucleus ambiguus) 의 운동 뉴런과 시냅스

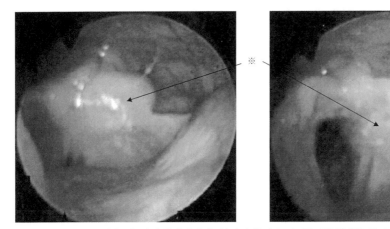

그림 2-10 연하내시경검사: 식괴의 흡인 (※ 는 검사용 음식을 의미한다)

표 2-8 **침입-흡인 척도**(Penetration-aspiration scale)

정상

    1. 음식물이 기도에 들어가지 않는다.

침입(음식물이 후두전정내로 들어가지만 성대는 넘지 않는다)

    2. 성대보다는 위쪽에 음식물이 있는데 환자는 그것을 감지하여 객출한다.

    3. 성대보다는 위쪽에 음식물이 있는데, 환자는 그것을 감지 못한다.

    4. 성대 주위에 음식물이 있는데, 환자는 그것을 감지하여 객출한다.

    5. 성대 주위에 음식물이 있는데 환자는 그것을 감지 못한다.

흡인 (음식물이 성대를 넘다)

    6. 환자가 자발적으로 음식물을 객출한다.

    7. 환자가 음식물을 객출하려고 하나 나오지 않는다.

    8. 환자가 전혀 음식물을 객출하려고 하지 않는다.

를 이룹니다. 그 반사궁의 장애는 흡인과 관계가 있습니다. 후두개 및 후두전정의 점막에 내시경의 선단을 접촉시켜 연하반사나 기침반사가 일어나는지를 보면서 감각저하 유무를 평가합니다.

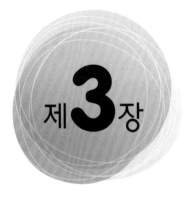

제**3**장

연하장애의 치료법

구강 위생을 경시하는 사람은 연하장애 치료진으로서 자격이 없다

I. 의료진은 구강 위생을 잊지 말아야 한다.

나는 다른 의료시설로부터 연하장애의 재활치료에 관한 조언을 부탁받게 되면 "구강 케어(구강 위생 관리) 를 어느 정도 하고 있습니까?" 라고 반드시 묻습니다. 아무리 훌륭하게 기능 훈련을 했다고 하더라도 입안이 오염되어 있으면 폐렴이 발생할지도 모르기 때문입니다. 환자의 입안을 관찰했을 때 지저분한 경우에는 "이 환자가 먹을 수 있도록 하기 위해서는 직원 모두가 구강 케어를 확실히 하도록 계획부터 세워 보세요" 라고 대답하고 있습니다.

II. 구강은 세균의 소굴

급성기 의료를 담당하는 의료진들 중에서도 "식사 섭취하지 않고 있어 구강 내 세균은 증가하지 않는다" 고 오해하고 있는 분들이 적지 않습니다. 건강한 사람이라고 해도 양치 후 몇 시간 뒤에는 구강 내 전체 세균수가 증가하여 타액 1 ml 당 1억개에 달한다고 합니다. 치료 중인 환자가 금식하고 있다고 해도 며칠 동안 양치를 하지 않으면 치태(齒苔, dental plaque)가 축적되고 혀에는 설태가 생깁니다. 치태 1g 중에는 수백억이 넘는 세균이 있다고 하는데 대단히 비위생적입니다. 이 같은 세균이 타액 안에도 증식하고 있으므로 잘못해서 후두에서 기관으로 들어가 폐렴에 걸린다고 해도 이상한 일이라고 할 수 없습니다. 비위생적인 구강의 문제점은 비단 폐렴의 위험성이 증가되기 때문만이 아닙니다. 치아를 닦지 않고 방치하면 치태는 치아와 치육(잇몸) 사이에 축적되어 치석이 되며, 결국 충치와 치주병(치육염, 치조농루)을 일으킵니다. 치주병은 치아가 빠지는 원인이 되므로 음식을 씹기도 어려워지게 됩니다. 오염된 의치를 그대로 방치하면 세균수가 증가됩니다. 수면 중에는 의치를 빼놓는 것이 중요하고 자주 세정을 해야 합니다.

III. 구강 위생 관리 3종 세트

스스로 치아를 닦지 못하는 연하장애인은 다른 사람이 구강 위생 관리(구강 케어)를 시행해야 합니다. 하루에 4~6회 시행하여 치아와 치육, 혀, 볼을 위생적으로 유지하도록 힘써야 합니다.

환자가 바로 누운 상태(앙와위, 仰臥位, supine)에서 시행하면 오염된 타액이 인두로 흘러 들어가게 되므로

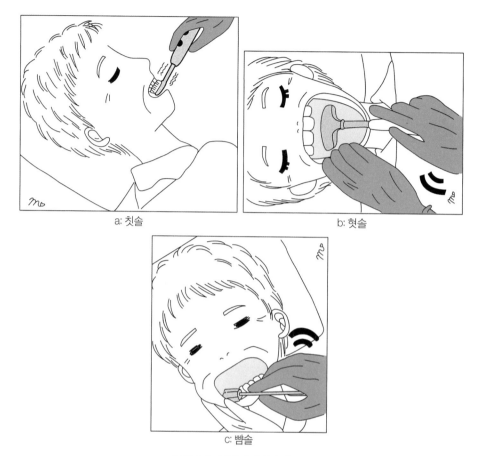

a: 칫솔

b: 혓솔

c: 뺨솔

그림 3-1 **구강케어 3종 세트**

똑바로 앉은 자세로 시행하는 것이 원칙입니다. 반드시 흡인(suction) 장치를 준비하여 시행합니다. 먼저 중요한 것은 구강내에 존재하는 음식 찌꺼기 등의 이물질을 제거하는 것입니다. 일반적으로 구강케어의 3종 세트라고 부르는 도구는 ①이를 닦기 위한 칫솔 ②설태를 예방하는 혓솔(혀 브러쉬) ③뺨을 청결하게 유지하는 뺨솔(뺨 브러쉬)입니다(그림 3-1).

칫솔은 전동칫솔이나 초음파 칫솔이 좋다고 합니다만, 중요한 것은 치태를 확실하게 제거하는 것입니다. 혓솔을 사용한 청소는 혀 감각 및 미각의 저하를 완화하고, 구취의 원인이 되는 설태를 제거하기 위해 사용합니다. 치약을 잔뜩 묻히는 것이 중요한 것이 아니고 치태를 제거하는 것에 신경을 써야 합니다. 뺨솔은 스폰지로 된 브러쉬인데, 뺨이나 잇몸의 점막을 기계적으로 청소하는데 사용합니다. 점막 위에서 돌리면 효과적으로 청소가 됩니다. 한편, 점막을 기계적으로 자극하는 것은 타액의 분비도 촉진할 수 있는데 타액은 그 자체로도 세균을 없애고 깨끗하게 할 수 있는 자정(自淨) 기능을 갖고 있습니다. 스폰지에 부착된 오염물은 컵에 담은 물 등에 행궈서 사용합니다. 양치질을 할 수 없는 장애인의 경우는 흡인기를 준비합니다. 면봉을 양치액에 담그었다가 효과적으로 닦는 것이 중요합니다. 입을 벌리는 것이 어려운 환자에게는 자루가 긴 스푼이나 설압자를 사용해서 K-Point(하악 대구치의 후외측)를 자극하면 입을 쉽게 벌릴 수 있습니다. 의치를 사용하고 있는 경우에는 의치를 빼고 세정하는 것이 당연하지만, 잇몸이나 뺨, 혀의 청소도 잊지 말아야 합니다.

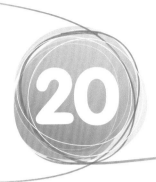

20 장기간 코에 튜브를 가지고 있어선 안된다

I. 콧줄을 가지고 외출할 수 있습니까?

여러분께서 장애인이 되었다고 가정해 보세요. 코에서 위까지 튜브(경비위관, nasogastric tube)[25]를 유지한 상태로 시내에 물건 사러 나갈 수 있겠습니까? 아마도 누구라도 안된다고 생각하겠지요(그림 3-2-a). 그런데 "장애인이기 때문에 외출할 수 없어도 어쩔 수 없죠" 라고 대답하는 의료인을 만나기도 합니다. 나는 이렇게 사회 생활에서 장애인을 건강한 사람과 구별하는 사람에게 의료를 맡겨서는 안된다고 생각합니다. 장애인이라 할지라도 가능한 한 건강한 사람과 동등하게 사회생활을 할 수 있는 권리를 갖고 있기 때문에 어떻게든 도울 방법을 연구하는 것이 의료인의 역할입니다.

II. 장기간 콧줄을 가지고 있을 때의 단점

코에서 위까지 튜브를 꽂아서 고단백 유동식을 주입하여 영양상태를 유지하는 방법을 「경비위 경관 영양

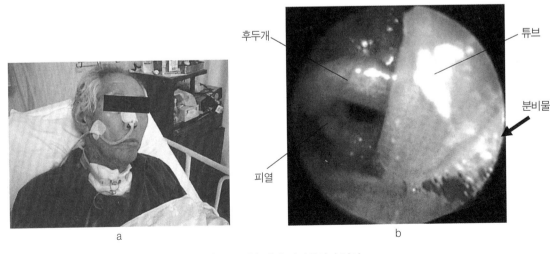

그림 3-2 지속적인 경비위경관 영양

---

25 경비위관(經鼻胃管, nasogastric tube)은 '코위관' , '코위영양관' 으로도 번역되는 단어로서, 환자나 보호자들은 흔히 '콧줄' 이라고 부른다. 여기서는 문맥에 따라 '경비위관' 또는 '콧줄' 로 옮겼다. (역자 주)

표 3-1 지속적인 경비위경관 영양법의 유해성

1. 미용상의 문제	24시간 연속적으로 튜브가 삽입되어 있으면 여행을 하거나 장을 볼 수도 없다. 인간으로서 존엄성을 잃게 된다.
2. 세균 감염의 기회 증가	튜브는 이물이기 때문에 그 주위에 세균이 많이 포함된 분비물이 축적된다. 흡인이 되면 폐렴이 생길 위험성이 높다.
3. 연하반사의 억제	인두, 식도를 튜브가 계속 자극하면 거기에 익숙하게 되어 구심성흥분, 즉 감각기능이 떨어진다. 타액이 인두에 도착해도 구심성 흥분이 생기지 않아 연하 반사가 일어나지 않게 된다.
4. 피열의 변형	튜브가 피열을 계속 압박하면, 이 부위에 변형이 생긴다. 건측 콧구멍에서 건측 조롱박 오목 쪽으로 삽입되어 있으면 건강한 쪽의 피열에도 장애가 생기고, 흡인의 위험이 점점 증가한다.
5. 후두거상시의 통증	튜브가 교차해서 삽입된 경우(예. 우측 코에서 좌측 조롱박 오목으로)에는 후두거상시 후두개에 부딪혀 후두개가 뒤로 꺽이지 못한다.
6. 식도하부 괄약근의 지속적인 이완	튜브는 하부식도에서 위(胃)로 연결되어 있기 때문에 식도하부는 항상 열려 있는 상태가 된다. 그로 인하여 역류성 식도염이 생기기 쉽게 된다.

법」이라고 합니다. 원래 이 튜브를 사용하는 목적은 구토하는 환자의 위내용물을 제거하는 것으로, 급성기 치료에 주로 사용해 왔습니다. 그러나 언제부터인지 경구섭식이 어려운 환자에게 이 관을 사용하여 유동식을 주입하게 된 것입니다. 주입이 끝나도 다음 주입 시간까지 튜브를 제거하지 않고 유지합니다. 그 결과 며칠이 지나면 튜브 주위에는 오염된 분비물이 달라 붙게 됩니다(그림 3-2-b). 튜브는 이물인데다 많은 세균이 부착되기 때문에 감염의 기회가 많아지게 마련입니다. 미용상의 문제나 감염 기회가 증가하는 것 이외에도, 표 3-1과 같이 많은 결점이 있습니다. 연하반사(후두거상)가 일어나기 어렵게 되고, 흡인 방지 기구인 피열이 손상될 수 있다는 점은 심각한 문제입니다.

III. 영양 상태는 어떻게 개선할까?

연하 기능과 영양 상태가 깊은 관계가 있다는 것은 앞에서 조금 언급하였습니다. 상세한 것은 뒤에서 다시 설명하겠지만, 연하장애가 있는 환자에게는 먼저 영양상태를 개선하는 것이 중요합니다. 그러나 지속적인 경비위경관 영양법이 바람직하지 않다고 한다면, 어떻게 하면 좋을까요? 연하장애가 시일을 끌게 되는 경우에는 현재 두 가지 방법이 추천되고 있습니다. 하나는 유동식을 주입할 때만 튜브를 사용하는 간헐적인 경관 영양법이고, 다른 하나는 내시경으로 위루를 만들어 주는 수술(경피적 내시경적 위조루술, Percutaneous Endoscopic Gastrostpmy: PEG)입니다.

상세한 것은 다음에 논하기로 하겠습니다.

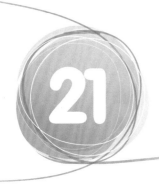

전신 지구력 향상은 연하장애 치료의 기본이다

I. 연하장애 재활치료에서 전신 지구력의 중요성

연하장애의 재활 치료는 '음식을 입에 넣어 먹는 훈련'에 국한된 것이 아니라는 점은 이전에 여러번 설명하였습니다(그림 1-4). 연하장애에 대한 재활 치료에서 가장 먼저 고려해야 하는 것은 앞서 설명한 기능 평가, 구강 케어에 덧붙여 전신 지구력 및 영양 상태에 대한 평가입니다. 이 모든 것들이 갖추어졌다는 판단이 선 뒤에야 전문적인 섭식 훈련에 들어가게 됩니다. 즉, 충분한 전신 지구력, 즉 체력은 연하장애 재활의 토대라고 해도 좋을 것입니다.

II. 먹기 위해서는 에너지가 필요하다.

"음식을 먹는데 무슨 체력이 필요한가" 하고 의문을 갖는 사람이 있을 거라고 생각합니다. 그래서 식사할 때 어느 정도의 에너지가 필요한가를 조사한 연구자가 있습니다. 에너지 소비량은 MET라고 하는 단위를 사용해서 표시하는 것이 일반적입니다.[26] 1 MET는 안정시 앉은 자세에서의 산소소비량으로서 3.5ml/kg/min입니다. 시속 3~4km의 속도로 걸을 때 산소소모량은 2.5~3.0 METs 정도입니다. 앉아서 식사를 하는데 필요한 에너지 소비량은 1.5~2.0 METs라고 합니다. 즉 아무것도 하지 않고 앉아만 있는 경우에 비해서 1.5배 이상의 에너지를 감당할 체력이 없으면 식사를 전량 섭취할 수 없는 셈입니다. 연하장애의 환자가 섭식을 시작할 때에는 적어도 30분 이상 휠체어에 앉아 있을 수 있는 정도의 전신 지구력이 있어야 한다고 생각합니다. 이와 같은 이야기를 하면 환자들 중에는 휠체어에 앉아서 식사하는 것이 좋다고 오해하시는 분들도 있습니다. 초기의 섭식자세는 뒤로 기대 앉은 자세가 바람직하지만, 여기에 관해서는 다음에 설명하겠습니다. 요점은 전신 지구력을 개선하는 것이 중요하다는 것입니다.

III. 전신 지구력을 향상시키기 위한 훈련

연하장애 재활에 대한 이야기를 하면 '주로 언어치료사(ST)가 담당한다'고 단정하는 분들도 있습니다. 확실

---

26 과제의 대사 등가량(metabolic equivalent of the task)의 약어이다. (역자 주)

히 ST는 연하훈련에서 중요한 역할을 담당하지만 그 밖의 직종도 필요합니다.

특히 전신 지구력을 훈련하기 위해서는 물리치료사(PT)나 작업치료사(OT)를 뺄 수 없습니다. 앉은 자세 및 선 자세에서 지구력을 훈련하고, 작업치료를 통해 30분 이상 휠체어에 앉아 있어도 졸지 않도록 체력을 개선해야 합니다. 또한 병동에서도 앉아 있는 시간을 늘려 나가도록 재활 간호사의 역할이 중요합니다. 요양 시설에는 침상에 누워서 전혀 일어나지 못하고 휠체어에 앉아 보지 못한 자리보전(bedridden state) 상태의 환자를 종종 볼 수 있습니다. 의식이 있는 환자라면 아무리 심한 치매 환자라고 해도 휠체어에 앉을 수 있습니다. 사지의 굴곡 구축이 심한 경우라도, 타올이나 쿠션을 잘 활용하면 앉은 자세를 유지할 수 있습니다. 그렇게 하더라도 다른 사람의 수발은 필요하지만, 의료진의 열의가 대단히 중요하다는 것을 명심하시기 바랍니다. 섭식훈련은 앉은 자세를 유지할 수 있게 된 뒤에 고려해야 합니다.

 Coffee Break 의료보조인력과 의료행위

의료관계 종사자 가운데 의사 이외의 직종을 의료보조인력 또는 파라메디컬(paramedical)이라고 합니다.[27] 특히 재활의학에서는 많은 의료보조인력의 역할이 중요합니다. 의사, 간호사, 물리치료사, 작업치료사, 언어치료사, 임상심리사, 의지보조기사, 영양사 등으로 구성된 팀 접근법(Team approach)이 중요합니다. 일본의 의사법의 제17에는 「의사가 아닌 자의 의료행위 금지」가 열거 되어 있으나, 이것은 이미 현실과 동떨어진 것이 되고 있습니다. 파라메디컬이 의료행위에 참여하지 못하면 환자가 회복되기 어려울 것입니다. 점적 주입을 하거나, 창상 치료를 하는 것 등을 의료 행위라고 부르지만, 치료적 목적으로 전신 지구력을 증진시키는 것또한 훌륭한 의료행위입니다. 객담을 흡인(suction)하는 것이 의료 행위인지는 불분명합니다. 흡인을 해도 병이 낫는 것은 아니므로, 저는 의료 행위는 아니라고 봅니다. 실제 자택에서는 가족이 객담 흡인을 하고 있고, 최근에는 홈헬퍼나 양호학교의 교직원이 시행할 수 있도록 허가되었습니다. 그러나 병원에서는 의사와 간호사만 시행할 수 있도록 허가되어 있기 때문에 언어치료사가 객담 흡인을 시행하는 것을 주저하고 있습니다.[28] 저는 언어치료사가 연하훈련 중에 흡인을 시행하는 것은 당연한 행위라고 생각합니다.

---

27 원문에는 '코메디컬' 이라는 용어가 계속 사용되고 있으나, 영어에는 없는 단어로서 문맥상 '의료보조인력' 또는 '파라메디컬 (paramedical)' 로 옮겼다. 의료보조인력의 자격과 관리, 업무 내용은 나라마다 큰 차이가 있으나, 일반적으로 의사와 간호사의 업무를 보조하는 인력으로 정의한다. (역자 주)
28 병원 안에서도 보호자나 간병인이 흡인(suction)을 하고 있는 국내 상황과는 상당히 차이가 있다. (역자 주)

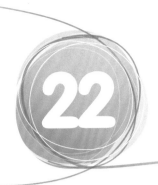

22 영양상태가 나쁜 환자에게 섣불리 입으로 음식을 먹여서는 안된다

I. 연하장애 재활치료에 있어서 영양상태의 중요성

좋은 영양 상태는 전신 지구력과 마찬가지로 연하장애 재활의 토대입니다(그림 1-4). 연하장애의 재활의료에 있어서 환자의 영양상태가 양호한지를 확인하는 것이 대단히 중요합니다. 영양이 불량한 경우에는 우선 영양상태를 개선해야 합니다. 그 이후에 입으로 식사를 할 수 있다고 판단되면 전문적인 섭식 훈련이 개시됩니다. 고령자의 경우, 여름철 더운 날씨에 식욕이 떨어지고 수분섭취도 불충분한 경우가 종종 있습니다. 이와 같은 때에 고령자의 가족들이 섭식이나 수분 섭취를 무리하게 억지로 해서 그 결과 흡인성 폐렴이 발생하는 경우도 가끔 볼 수 있습니다. 폐렴이 치유되고 점적주사로 탈수증이 없어진 후, 그리고 영양상태도 양호하게 개선되면 연하장애는 거짓말같이 없어져 버리는 경우도 적지 않습니다. 영양 상태와 연하 기능은 밀접한 관계가 있다고 볼 수 있겠지요.

II. 영양상태를 개선하는 방법

영양불량 환자의 영양상태를 개선하는 방법으로서, 지속적인 경비위경관 영양법이 바람직하지 않다는 것은 이미 기술하였습니다. 폐렴이나 뇌졸중의 급성기라면 심장에 가까운 상대정맥(위대정맥)에서 고농도의 고칼로리 영양액을 투여하는 '중심정맥영양법(Intravenous Hyperalimention, IVH)'을 종종 사용합니다. 포도당, 아미노산, 지방, 비타민, 미량원소(미네랄) 등을 성분으로 하는 수액을 투여하게 됩니다. 그러나, 이것은 장기간 지속하면 간(肝)에 부담을 주게 되고 삽입부위에 감염이 발생할 수도 있습니다. 그래서 이상적으로는 간헐적 경관 영양법을 장려하고 있습니다. 이것은 유동식을 주입할 때에만 튜브를 사용하는 것인데 1일에 3회 이상 시행해야 하므로 귀찮은 방법이며, 또한 튜브를 위에 넣기가 어려운 환자에게 시행하기에는 어렵습니다. 또 하나의 방법은 내시경적으로 위루를 만드는 경피적 내시경적 위조루술(PEG)입니다. 해외에서는 비교적 조기에 PEG를 시행해 왔으나, 일본에서는 '배에 구멍을 뚫고 싶지 않다'는 이유로 만성기까지 보류하는 경우가 많은 것 같습니다. 이와 같은 여러 가지 이유로 지속적 경비위경관 영양법이 불가피한 경우에는, 가능하면 튜브의 두께를 가늘게 하는 것이 중요합니다. 이 경우 주입되는 약제가 막힐 수 있으므로, 물에 잘 녹는 수용성 약제를 선택하는 배려가 필요합니다.

표 3-2 NST의 역할과 효과

역할
•영양 평가: 영양 관리 필요 여부를 판정한다.
•영양상태 사정: 적절한 영양 관리가 되고 있는지 점검한다.
•영양 관리 지도: 가장 알맞은 영양관리법을 지도하고 제안한다.
•합병증 예방: 합병증을 예방하거나 조기 발견하여 적절한 치료를 한다.
•컨설테이션 : 영양 관리상의 의문점들에 대해서 대답해 준다.

효과
•적절하고 질 높은 영양관리를 제공한다.
•초기에 영양 장애를 발견하여, 조기에 영양요법을 시작한다.
•영양요법에 의해 합병증을 감소시킨다.
•감염증 등의 이환율이나 사망률이 감소한다.
•연하장애의 개선을 촉진한다.
•병원 스탭의 지식 수준을 향상시킨다.
•식자재를 적정하게 사용하여 경비를 절감한다.
•재원 일수를 단축시키고 및 입원비를 절감할 수 있다.
•재택 치료 환자의 재입원이나 악화를 억제한다.

III. 영양지원팀과 연하장애

병원에 입원해 있는 환자의 영양상태는 모두 양호할 것이라고 추측하는 것은 매우 잘못된 것입니다. 입원의 원인이 되는 질환에 의해 영양결핍에 되는 경우도 있고, 병원에서 제공하는 식사가 입맛에 맞지 않는다고 느끼는 고령자도 적지 않습니다. 최근에는 입원중인 환자들의 영양상태를 평가하여 최선의 방법으로 영양지원을 하는 영양지원팀(Nutrition Support Team: NST)이 설치되기도 합니다. 이것은 의사나 영양사, 약사, 간호사, 임상검사 기사 등의 의료진이 각각의 전문지식이나 기술을 가지고 협력하여 영양을 공급하는 팀 활동입니다.

고령화 사회가 되면서, 입원환자에서 저영양상태(subalimentation)를 초래하는 원인의 하나로 연하장애가 거론되기 시작했습니다. 그래서 NST에 연하장애 재활의 전문가도 참여해야 한다고 생각합니다. 저영양 상태 때문에 연하장애가 생겼는가, 아니면 연하장애가 원인이 되어 저영양상태가 되는가를 검토하는 것도 NST의 중요한 과제이겠지요. 어떻든 간에 영양 상태를 재점검하는 것은 중요한 일입니다.

23 음식물 섭취를 하지 않고 시행하는 간접 연하 훈련

I. 간접 연하 훈련이란?

음식물을 실제로 사용해서 훈련하는 것을 직접 연하훈련, 음식물을 사용하지 않고 훈련하는 것을 간접 연하 훈련이라고 합니다. 간접 연하운동은 음식물 사용하지 않으므로 급성기의 치료가 끝난 후나 흡인의 위험이 높을 때, 흡인의 유무가 확인되지 않은 경우에 시행할 수 있습니다. 또한 섭식을 하게 되었다 하더라도, 준비운동으로서 시행할 수 있습니다.

훈련의 내용은 몇 가지가 있는데, 필요에 따라 선택적으로 시행합니다. 우선 어떠한 문제 때문에 연하장애가 발생했는지를 평가할 필요가 있습니다. 그 평가에 기초해서 훈련 내용을 선택하여 환자나 가족, 기타 의료진들에게도 알려 주도록 합니다. 간접적 연하훈련은 언어치료사(ST)만 시행하는 것이 아니고, 간호사나 환자 자신, 가족과 함께 할 수 있습니다. 훈련의 목적과 순서를 간단히 설명하겠습니다.

II. 목 근육의 긴장 이완(relaxation)

경부(頸部)의 과도한 긴장은 비단 목뿐만 아니라 혀나 입술 등 구강 주위 근육들의 움직임을 저하시킵니다. 또한 연하 동작을 방해합니다. 따라서, 목 부위의 긴장을 이완시키면 연하 운동이 부드럽게 일어날 수 있게 됩니다. 경우에 따라서는 효과적으로 긴장을 이완하기 위해서 물리치료사(PT)나 작업치료사(OT)와 상담하여 진행합니다. 또한 섭식을 시작하기 전의 준비체조로서 사용합니다. 구체적인 방법은 표 3-3에 기술되어 있습니다.

표 3-3 **경부의 긴장이완**

1. 휠체어(침대일 경우에는 침대 등받이를 올린다)에 앉는다. 체간이 불안정한 경우는 마비쪽에 쿠션 등을 넣어 자세를 바로잡는다.
2. 천천히 목을 앞으로 숙이고, 5초 정도 멈추어 목 뒤쪽 근육을 스트레칭한다.
3. 다음에 뒤로, 좌우로 돌리기, 좌우 측굴 순서로 움직이면서 스트레칭한다.
4. 어깨를 위로 올렸다가 내리면서 힘을 뺀다.

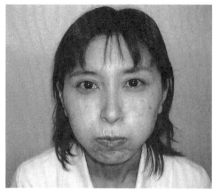

a: 뺨 부풀리기

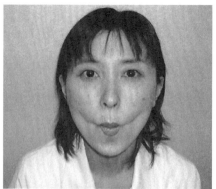

b: 뺨을 홀쭉하게 하기

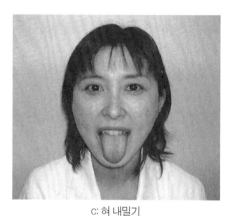

c: 혀 내밀기

그림 3-3 혀, 입 주변 근육의 근력 훈련 일부

Ⅲ. 혀, 구강 주위 근육의 근력 훈련, 운동범위 훈련

음식물이 구강 내에 들어 오면, 입술을 닫고 잘 씹은(저작, 咀嚼) 다음 음식을 운반하여 인두로 보냅니다. 그러나 구강 주위 근육의 운동 장애가 있으면 입안에 음식물을 집어 넣거나 운반하는 데 문제가 생깁니다. 또한 구강준비기나 구강운반기의 문제는 연하반사의 타이밍의 문제로 연결되어 인두기의 장애를 일으키기도 합니다. 혀 및 구강 주위 근육의 운동에는 몇 가지가 있는데 필요한 항목을 중점적으로 훈련하는 것이 좋겠습니다. 운동에는 악관절이나 혀의 운동범위를 확대하는 훈련[29], 근력강화 훈련(입술, 혀의 근력 강화)이 있습니다(그림 3-3). 근력강화 훈련에서는 운동하고자 하는 방향과 반대 방향으로 저항을 가합니다. 숟가락이나 설압자 등을 사용하여 치료사 등이 저항을 가하게 됩니다. 구체적인 방법은 표 3-4에 정리하였습니다.

---

29 영어로는 'range-of-motion exercise' 이며 일본어 원문에는 '가동역(可動域)훈련' 으로 되어 있다. 대한의협의 한글용어 사전에는 영어의 'range-of-motion' 을 '운동범위' 로 번역하였다. 이에 따르면 'range-of-motion exercise' 는 '운동범위운동' 이 되므로 같은 말이 반복되어 어색하다. 때로는 '관절범위 운동' 으로 번역하지만, 혀에는 관절이 없으므로 혀의 움직임을 기술하기에는 부적절하다. 본서에서는 혀의 움직임에 관한 부분은 '운동범위 훈련' 으로 번역했다. (역자 주)

표 3-4 근력 훈련, 운동범위 훈련

1. 입을 벌리는 운동으로, 확실하게 입을 벌린 후 다시 다문다. 각각 1초간 유지한다.
2. 뺨을 부풀리고 다시 홀쭉하게 하는 것을 반복한다. 또한 한쪽 뺨만 부풀린다.
3. 입술을 크게 옆으로 당긴다("이-"라고 하면서 입을 크게 한다) 계속해서 입술을 내민다("우-"라고 하면서)
4. 혀의 운동은 먼저 혀를 앞으로 내민다. 다음 혀를 가능한 한 뒤로 당긴다. 그 뒤 좌우의 구각(口角, 입꼬리)에 닿도록 한다.
5. 혀의 측면 운동으로서, 구강전정(입술과 어금니 사이)을 혀로 핥는다. 마치 남아 있는 음식을 제거하는 것처럼 움직인다.
6. 설근부의 운동으로는 가글(gargle)을 하거나, 하품을 하는 것처럼 혀를 위 뒤쪽으로 눌러 올린다.

IV. 혀 말기(혀 가장자리 들기) 훈련

음식물이 혀 위에서 유지 되지 못하여 운반에 어려움이 있는 환자는, 혀 위에에 식괴를 올려 놓기 위해 우묵한 모양으로 만들 필요가 있습니다. 숟가락 등으로 혀의 중앙부를 가볍게 눌러 설연(혀의 가장자리, 혀 둘레)을 올리도록 지시합니다(그림 3-4). [30]

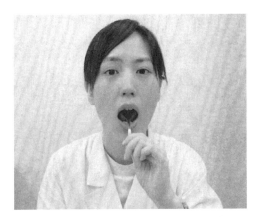

그림 3-4 혀 말기(혀 가장자리 들기) 훈련

V. 저작(咀嚼) 훈련

음식물을 사용하지 않은 훈련이 간접적인 연하훈련인데, 식품을 삼키지 않고 할 수 있는 저작운동 훈련의 일부를 소개합니다. 먼저 '마른 오징어'를 사용하는 방법인데, 불에 살짝 구워서 폭 2cm 길이 15cm 정도로 찢어서 사용합니다. 이것을 좌우측 구각(입꼬리)에서 씹게 하여 씹는 동작을 유도합니다. 그 외에도 거즈로 싼 껌을 사용하는 방법도 있습니다. 껌 등을 거즈의 중앙에 놓고 감싸서 치실(dental floss)로 꽉 묶어 줍니다. 치실의 끝은 고리 모양으로 해서 묶습니다. 거즈의 끝은 짧게 자르고 이것을 구강 안으로 넣어 치실 끝을 손으로 잡고 적당히 움직여 줍니다. 음식의 운반을 도와 주면서 저작운동이나 침을 삼키는 운동을 촉진할 수 있습니다.

VI. 식괴 운반 훈련

음식물을 인두로 보낼 수 없어서 입 안에 음식물이 남는 환자들이 있습니다. 이런 경우에 목을 뒤로 젖혀서

---

30 정상 인구에서도 혀를 U자로 둥글게 말 수 없는 사람들이 있는데, 혀를 U자로 말 수 있는 것이 우성형질로 알려져 있다(Gahres EE, J Hered, 1952;43(5):221-225). 따라서 본 훈련을 적용할 수 없는 환자들이 있음을 알고 있어야 한다. (역자 주)

표 3-5 **식괴 운반 훈련**

1. 혀 끝과 혀 옆 가장자리를 들어서 혀와 입천장(구개) 사이에 공기를 모은다.
2. 혀를 앞에서 뒤로 파도와 같이 들어서(혀 끝으로 윗앞니의 안쪽을 힘껏 민다. 그 상태에서 혀를 위쪽 및 뒤쪽으로 누른다.) 인두로 공기를 밀어 넣은 후 삼키게 한다.
3. 익숙하게 되면 담당의사와 상의하여 소량의 젤리나 잼 등을 사용한다. 마찬가지로 혀와 구개 사이에 머금게 하여, 같은 방법으로 혀를 위로 올리면서 삼키도록 한다.

음식을 뒤로 보내는 사람이 있는데, 이 자세는 흡인을 일으킬 위험이 높으므로 피하는 것이 좋습니다. 인두로 운반이 안 되는 환자들을 위해 식괴 운반 훈련이 중요합니다. 그 구체적인 방법은 표 3-5에 요약한 대로입니다.

이외에도 침대 등받이를 뒤로 젖혀서 음식물을 인두로 이동하기 쉽게 하는 보상적 방법이 있습니다.

VII. 연구개 거상 훈련

음식물을 삼킬 때에는 연구개가 위로 들려 올라가면서 비인강을 폐쇄합니다. 비인강의 폐쇄가 불충분하면 음식물이 비강으로 역류할 수 있을 뿐 아니라 인두내압도 저하됩니다. 그 때문에 말을 할 때 개비성(開鼻聲, 콧소리)이 납니다. 연구개를 위로 드는 훈련법으로는 컵에 물을 담고, 빨대로 바람을 힘껏 불어 부글부글 소리가 나게 합니다. 또한 발성을 통해 연구개가 거상되기 때문에 적절한 발성훈련도 효과적인 훈련 수단이 됩니다. 구체적으로는 '카' 등의 연구개음을 발성하도록 합니다.

VIII. 발성 훈련

발성 장애가 있거나 발성 지속시간이 저하된 것은 성대폐쇄기능부전이나 호흡의 문제와 깊은 관계가 있습니다. 발성에 문제가 있는 환자는 흡인이나 인두 잔여물 객출 능력이 저하되어 있습니다. 가능하면 길게 '아' 하고 소리를 내는 발성 훈련은 연구개를 거상시키는 목적 외에도 중요합니다.

IX. 누르기(Pushing) 운동

연하할 때 성대가 폐쇄되는 것이 중요합니다. 성대폐쇄가 불완전한 환자는 음식물이 성대를 넘어가 흡인될 위험성이 높아집니다. 그 때문에 성대폐쇄를 촉진하기 위해 누르기(Pushing) 운동을 실시하는데, 과도하게 시행하면 오히려 성대를 다치게 할 가능성도 있으므로 주의가 필요합니다. 구체적으로 벽이나 책상을 밀면서 힘차게 '에이' 라고 소리를 냅니다. 그로 인해 성대의 내전운동이 유발됩니다.

X. 구음(構音) 훈련

음식을 먹을 때와 구음(構音)을 할 때 혀 및 구강의 움직임은 전혀 다르지만, 연하장애와 구음장애(構音障碍, dysarthria)는 실제 함께 나타나는 경우가 많습니다. 그 때문에 구강준비기나 구강운반기에 문제가 있을 때 구음훈련을 시행합니다. 또한 구음훈련을 통해 혀와 구강을 좀 더 의식할 수 있게 됩니다. 양순음(兩脣音, bilabial, 두입술음)에는 /p/, /b/, /m/ 이 있는데, 입술을 완전히 닫지 못하는 경우는 이와 같은 음이 생략되거나 왜곡됩니다. 치경음(齒莖音, 잇몸소리)에는 /t/, /d/, /n/ 등이 있으며, 연구개음에는 /k/, /g/ 등이 있습니다. 혀끝을 드는 능력이 떨어지면, /t/, /d/, /n/ 등의 치경음이 왜곡되거나 생략됩니다. 설근부의 움직임이 나쁘면 /k/, /g/ 등의 음에 문제가 나타납니다.

어떤 음에 문제가 있는가를 확인하는 것이 중요합니다. 구음검사 등을 이용하여 단음절 수준의 문제인지, 단어 수준 또는 문장 수준의 문제인지, 아니면 회화 수준의 문제인지를 평가합니다. 또한 단어의 문제라고 한다면, 그 음이 어느 위치에 있을 경우에 불명료하게 되는지를 평가합니다. 각각의 수준에 맞는 단음절, 단어, 문장 또는 자극 재료를 선택하여 따라 말하거나 소리내어 읽는 훈련을 합니다.

XI. 기침 훈련

기침은 순간적으로 성대를 내전한 뒤에 외전하는 움직임입니다. 기침은 흡인이나 인두 잔여물이 있을 경우 음식물을 객출하는데 효과적입니다. 구체적으로 헛기침을 하게 합니다. 기침을 하려고 해도 소리만 내고 말거나 기침의 힘이 약하다면 복부를 압박하면서 시행합니다.

XII. 목안의 아이스 마사지

목 안의 아이스 마사지(그림 3-5)는 '한냉자극(thermal stimulation)' 이라고 부르기도 합니다. 여기서는 후지시마 이찌로 선생이 제안한 '목 안의 아이스 마사지' 라는 용어를 사용하겠습니다.[31] 연하반사의 지연과 소실은 대부분의 연하장애 환자에게서 나타납니다. 목안의 아이스 마사지는 연하반사의 감수성을 높이고 연하반사를 촉진하는 효과가 있습니다. 숙달되면 환자 스스로 시행할 수 있습

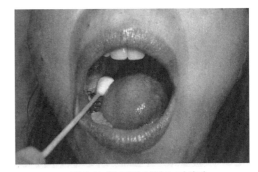

그림 3-5 입 안의 아이스 마사지

---

31 졸역 '연하장애의 재활(퍼시픽출판사)' p. 75 참조 (역자 주)

표 3-6 **입 안의 아이스 마사지**

1. 소량의 얼음물에 면봉을 적신다.
2. 그 면봉으로 연구개나 설근부 또는 K point를 가볍게 2-3회 자극한다.
3. 곧 바로 침을 삼키게 한다.

니다. 구역반사나 인두반사가 항진된 사람의 경우에는 무리하지 말고 가볍게 대는 것만으로도 좋습니다. 구체적 방법은 표 3-6에 정리하였습니다. 고지마 치에꼬 선생이 발견한 'K-Point 자극법'은 아래 어금니 후외측을 자극하는 방법으로 연하반사를 유발하는 데에 효과적인 경우가 많은 것 같습니다.

XIII. 보상적인 연하 기법 훈련

보상적인 연하 기법을 재학습함으로써 흡인의 위험성을 줄일 수 있다고 합니다. 숨을 참고 삼키는 방법, 즉, 상성문연하(Supraglottic Swallow)는 직접 훈련의 하나로 사용되지만, 식사를 시작하기 전에 미리 간접 훈련으로 시행하는 것이 효과적입니다. 구체적으로는 ① 크게 숨을 쉬고 멈춘다 ② 침을 삼킨다 ③ 삼킨 후 헛기침을 한다 순서로 훈련합니다.

XIV. 호흡 훈련

음식을 먹는 데에는 에너지가 필요하다는 사실은 언급한 바 있습니다. 그 중에서도 호흡기능이 연하에 중요한 역할을 맡고 있습니다. 호흡기능을 향상시키기 위해서는 긴장이완, 호흡 유형(pattern) 학습, 흉곽의 유연성 개선, 객담 배출 등이 중요합니다. 호흡 훈련으로는 코로 숨을 들이 마시고 숨을 길게 내쉬도록 합니다. 호기: 흡기 비율이 2 : 3~4 정도가 바람직합니다. 입을 오므리고 하는 호흡(pursed-lip breathing)은 폐기능, 비인강 폐쇄기능을 호전시키고 동시에 입술 훈련도 됩니다. 구체적 방법은 입 앞에 20~30cm의 위치에 있는 촛불을 끈다는 기분으로 입술을 오므리고 숨을 내뱉습니다.

XV. 멘델존 수기(Mendelsohn maneuver)

연하반사가 약화되고 후두거상이 감소하면 식도입구부가 잘 열리지 않게 됩니다. 이와 같은 이유로 음식물을 식도로 보내지 못하는 환자에게 멘델존 수기를 실시합니다. 먼저 목에 가볍게 손가락을 댑니다. 연하운동에 맞춰서 후두거상을 손으로 도와서 후두를 가장 높은 위치로 유지합니다. 수 초간 유지합니다. 이 운동은 식도 입구부의 이완을 촉진합니다.

XVI. 풍선 확장술

식도 입구부의 협착 때문에 음식물이 잘 통과하지 못하는 것이 확인되고 다른 방법으로는 충분히 호전되지 않는 경우에 시행합니다. 모든 환자에게 비디오투시 연하검사(VFS)를 시행하여 풍선 확장술의 효과를 평가해야 합니다. 풍선 확장술에는 도뇨관(Foley catheter)의 풍선을 이용합니다. 튜브를 입을 통해 삽입하고 식도 중앙부에 선단이 도달하면 선단에 있는 풍선(balloon)에 물을 주입합니다. 풍선이 부풀어진 상태로 튜브를 잡아 빼어 식도 입구부를 지나도록 합니다. 이 과정을 몇 번 반복합니다. 부풀어진 풍선이 협착 부위를 확장시켜서 음식물 통과 장애를 개선하게 됩니다.

발성과 연하는 깊은 관계가 있다

I. 연하장애 환자의 발성

　심한 연하장애가 있는 환자는 목소리만 들어도 무언가 이상이 있다는 것을 알 수 있습니다. 실제 임상 현장에서는 "성함이 어떻게 되세요?" 하고 질문했을 때 그르렁거리는 쉰 목소리로 대답하는 환자를 만날 수 있고, 이런 경우에는 후두 주변에 침이 고여 있을 것으로 추정할 수 있습니다. 또한 목소리가 작아서 알아 듣기 어려운 경우도 있습니다. 깨끗하고 아름다운 목소리의 주인공이 사레 걸려서 고통받는 경우는 거의 없습니다. 이

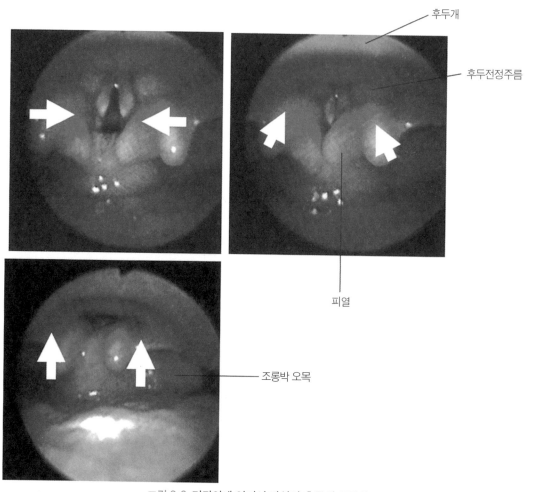

그림 3-6 **건강인에 있어서 발성시 후두의 움직임**

미 몇 차례 이야기 했지만, 연하기능과 발성은 밀접한 관계가 있습니다. 목소리를 내는데 불가결한 기관은 성대(聲帶, vocal cord)이지만 그뿐 아니라 후두전정의 측벽에 있는 전정주름(가성대)이나 피열도 중요합니다. 내시경으로 후두를 관찰하면 발성시 성대, 전정주름, 피열이 크게 움직이는 것을 알 수 있습니다(그림 3-6). 이들 기관은 미주신경이 지배하고 있는데, 컨트롤을 담당하는 뇌간의 신경핵은 의문핵(疑問核, Nucleus ambiguus)입니다. 흡인을 방지하기 위한 기구로는 후두개뿐 아니라, 피열, 전정주름, 성대가 중요한 역할을 담당하고 있습니다. 후두개의 움직임 이외에는 동일한 미주신경이 지배하고 있으므로 목소리가 잘 안 나오는 환자는 흡인 방지 기능도 불충분하다고 할 수 있습니다.

후두거상은 다른 신경이 지배하고 있으나 연하반사 그 자체에는 의문핵이 관계하고 있으므로 발성과 연하 기능은 깊은 관계가 있다고 할 수 있겠습니다.

II. 발성 훈련이 중요하다

의문핵(疑問核, Nucleus ambiguus)이나 미주신경이 완전히 손상되어 버렸다면 별개의 문제겠으나, 연하장애 환자의 경우에는 폐용(廢用, disuse) 때문에 발생한 운동장애도 있습니다. 즉, 성대나 전정주름, 피열의 운동은 훈련을 통해 개선될 가능성이 남아 있습니다. 그러나 "피열을 움직여 주세요" 라고 지시하면 그대로 따라 할 수 있는 환자는 없습니다. 그래서 환자가 평소에 많은 사람들과 큰 소리로 대화하도록 하는 것이 좋은 훈련이 됩니다. 그러나 입원 중인 환자들 중에는 조심스러운 분들도 많기 때문에 아무에게나 큰 소리로 이야기 하기는 어려울 것입니다. 언어치료사(ST)가 연하훈련을 목적으로 적극적인 발성훈련을 하는 것이 효과적일 테지요.

병동의 간호사에게는 환자가 이야기할 기회를 많이 만들어 주는 배려가 필요할 것입니다. 노래를 부르는 것도 좋은 발성 훈련이 되기 때문에 재활병동에서 환자들을 위한 노래자랑 대회를 개최하기도 합니다.

III. 발성은 전신 지구력 향상에도 효과적이다

일상 회화를 통해 발성을 하거나 노래를 부르는 것은 발성기관만 훈련하는 것이 아닙니다. 복근에도 근수축을 일으킬 수 있어 호흡을 조절하는 것과 연결됩니다. 그 때문에 전신 지구력이 저하된 환자에게 목소리를 내게 하는 것이 효과적인 훈련으로 알려져 있습니다. 정신심리적으로도 긍정적인 자극 효과를 가져와서 연하장애의 개선에 대한 의욕을 증진하는 것에도 도움을 준다고 생각합니다.

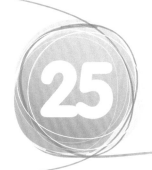

25 직접적 연하훈련은 음식물 형태의 선택부터

I. 직접적 연하훈련이란?

연하훈련이 간접 훈련과 직접 훈련으로 구성된다는 것은 이미 제 23항에서 설명하였습니다. 여기서 이야기 하는 직접적 훈련은 실제로 식사를 사용해서 시행하는 섭식 훈련입니다. 언어치료실에서 연하연습식을 사용 하여 훈련하기도 하고, 실제 식사시간(아침, 점심, 저녁)에 언어치료사(ST)나 간호사가 함께 하여 연하장애식 을 먹는 경우도 있습니다.

직접적 연하훈련에서 고려해야 하는 것에는 ①음식물 형태의 선택 ②섭식 자세 검토 ③섭식 테크닉의 이용, 이 세 가지로 정리할 수 있습니다. 그리고 이 고려사항은 항상 일정한 것이 아니고 환자의 능력이 변화됨에 따 라 바꿔 나갑니다(표 3-7).

표 3-7 **직접적 연하훈련에서 고려할 사항**

1. 음식물 형태 (연하장애식)의 선택
   A. 형상
      1) 액체   2) 졸(Sol)   3) 반고형(겔: Gel)   4) 고형
   B. 물성
      1) 점도   2) 응집성   3)부착성   4) 단단함(부드러움)
      5) 탄성   6) 변형성   7) 용해성   8) 균일성
      9) 온도   10) 크기   11) 맛   12) 질감(Texture)

2. 섭식 자세의 검토
   A. 체간(몸통)
      1) 수직 좌위   2) 뒤로 기댄(reclining) 좌위 (각도)
   B. 경부 (목 또는 고개)
      1) 중립위   2) 전굴위   3) 돌출(경부돌출법) 4) 회전

3. 섭식시 테크닉 이용
   1) 반복 연하
   2) 교호(交互, 번갈아) 연하
   3) 고개 돌리기(head rotation)
   4) 경부돌출법
   5) 숨 참고 삼키기(상성문연하, supraglottic swallow)
   6) 멘델존 수기
   7) 의식하며 삼키기

4. 기타 고려사항
   1) 수의적인 기침
   2) 섭식의 속도
   3) 충분한 저작
   4) 섭식에 필요한 시간

II. 직접적 연하훈련의 시작

병력 청취나 신체 검사에서 연하기능에 전혀 문제가 없다고 판단되는 경우에는 생활 습관에 대한 상담만으로도 충분하며 연하훈련은 필요하지 않습니다. 설문지를 사용한 스크리닝이나 유용한 신체 검사 방법에 관해서는 제 15항에서 서술하였습니다. 어느 정도 연하장애가 의심되면 비디오투시 연하검사(VFS)나 연하내시경 검사(FEES)를 시행하고, 그 결과에 따라 직접 훈련을 시작할지 판단하게 됩니다. 검사 자체가 치료를 염두에 두고 진행하는 것으로서, 음식물 형태와 섭식 자세의 영향을 평가하기 때문입니다. 연하기능의 정도에 따라 식사의 형태를 변형하게 되며 이를 '단계적 연하장애식' 이라 부르고 병원마다 조금씩 다르게 4 내지 7 단계로 설정되어 있습니다. 일반적으로 처음 섭식을 시작할 경우에는 1.8-2.0%의 젤라틴 젤리를 소량 시도하게 됩니다. 흡인되더라도 비교적 안전한 것으로는 녹차를 젤리로 가공한 것(통칭, 녹차젤리)이 편리합니다. 차(茶)에 포함된 카데킨에 의한 살균작용도 기대할 수 있습니다. 맛을 중요시 하는 관점에서는 과즙이 첨가된 젤리가 바람직한 데, '연하훈련식' 이라는 이름으로 여러 가지 상품이 판매되고 있습니다. 초기에는 체간을 약 30도 뒤로 기댄(reclining) 자세에서 목은 베개로 받쳐 약간 앞으로 굴곡한 자세가 일반적으로 안전합니다. 또한 하악을 조금 앞으로 돌출시킨 상태에서의 삼키도록 하는 '경부돌출법' 은 식도 입구부(윤상인두근)의 개대(開大, opening)에 효과적이라고 하는데, 인지기능이 저하된 환자에게는 어렵겠지요.

III. 액상 식품과 고형식

오래 전부터 복부수술을 받은 후 섭식을 다시 시작하는 경우에는 순서가 정해져 있었습니다. 처음에는 맹

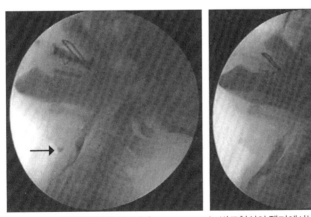

a: 액체의 흡인이 보인다   b: 반고형식인 젤리에서는 흡인이 발생하지 않았다

그림 3-7 액상식품과 반고형식. 동일환자에서 음식물 형태를 바꿔서 시행한 비디오투시 연하검사(VFS)

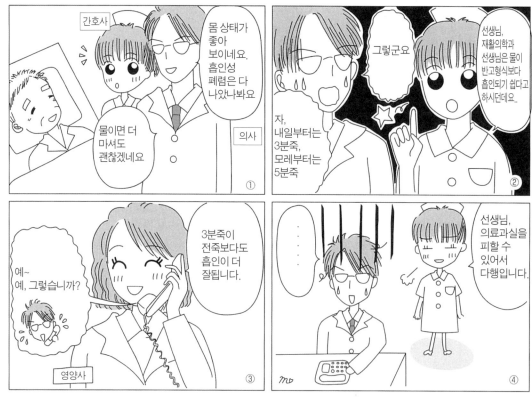

그림 3-8 **음식물 형태와 연하 난이도**

물, 다음에 3분죽, 5분죽, 7분죽, 전죽[32]으로 식사의 등급을 높이다가 마지막으로 보통식사를 먹을 수 있으면 퇴원할 수 있었습니다. 이와 같은 관습 때문에 연하장애가 있는 환자도 이 순서대로 진행하는 것이 좋을 것이라고 오해하는 경우가 많습니다. 그러나 실제로 전죽보다는 액상 식품 쪽이 흡인의 위험성이 더 높습니다. 이미 연하생리 부분에서 설명했습니다만, 고형 혹은 반고형 식품과 액상식품에는 연하 방법에 차이가 있습니다. 고형 식품은 후두개곡에서 식괴를 형성한 후 삼키는 반면, 액상식품은 후두개곡에 머물지 않고 하인두까지 바로 흘러 갑니다. 또한 액상식품은 응집성이 낮고 점도가 낮은 상태입니다. 이 때문에 액상식품이 젤리보다도 흡인이 많이 발생하는 것입니다(그림 3-7). 고형과 반고형 중에서는 반고형식이 연하에 더 유리합니다. 저작(咀嚼, 씹기)이 필요없이 통째로 삼킬 수 있기 때문입니다. 그러나 응집성이 낮은 경우에는 반드시 연하장애 환자에게 맞는 음식이라고 할 수 없으므로, 식품의 성질을 충분히 검토하는 것이 중요합니다. 3분죽과 전죽을 비교해 보면 일반적으로 전죽 쪽이 삼키기 쉬운 것 같습니다. 3분죽에서는 성질이 다른 2 종류 음식, 즉, 고형의 밥알과 물이 혼합되어 있으므로 난이도가 높아지기 마련입니다(그림 3-8).

연하장애식, 섭식자세, 섭식 테크닉에 관해서는 다음 페이지부터 자세히 설명하겠습니다.

---

32 수분 함량에 따라 나눈 것이다. (역자 주)

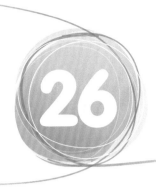

26 연하장애식(食) 레시피[33] 가르쳐 드릴까요?

I. 연하식이란?

먹는다고 하는 일상적 행위는 영양을 보급한다는 생물학적인 의미만 가질 뿐 아니라 '먹는 즐거움' 이라는 쾌락을 얻는 행위이기도 합니다. 그러나 여러가지 이유로 연하장애가 생겨 연하 기능이 저하된 사람에게는 먹는 것이 '즐거움' 이 되기 보다는 '고통' 또는 '위험' 을 동반한 행위로 바뀌게 됩니다. 이와 같은 장애를 극복하고 연하 기능을 회복해 나가는 것이 연하식(또는 연하장애식)의 목적입니다.

연하식의 목적은 흡인을 방지하는 것에만 국한되지 않고, 연하식을 먹는 훈련(직접 훈련)을 통해 가능한 한 건강했을 때와 같은 식사를 할 수 있도록 하는 것입니다. 섭식-연하과정의 어떤 시기에 장애가 있는가, 어떻게 하면 먹게 할 수 있을까, 어떻게 하면 식욕을 증가시킬까를 생각하여 안전하게 입으로 먹도록 식사 내용을 검토합니다. 입으로 먹을 수 있게 되면 영양 상태가 개선될 뿐만 아니라, 삶의 질(Quality of Life; QOL)이 높아지고 일상생활동작(Activity of Daily Living; ADL)의 향상도 도모할 수 있습니다.

연하장애가 있는 환자에게 연하식을 처방할 때에는 영양상태의 평가도 중요합니다. 진찰, 임상검사, 신체계측, 식사섭취조사 등을 통해서 종합적으로 판정해야 합니다(표 3-8).

II. 연하식의 단계

처음으로 경구로 먹는 개시식에서 일반식을 먹는 전 단계인 이행식까지, 연하기능의 수준에 따라 단계적으

표 3-8 **영양 평가 지표**

분류	평가 지표(Parameter)
병력 및 진찰	식욕, 체중변화, 피부증상, 부종, 탈수, 황달, 발열, 설사, 변비, 미각변화
영양, 식사 섭취조사	먹고 마시는 음식의 양, 빈도 조사
신체 계측	신장, 체중, 피하지방 두께, 체지방률, 둘레 측정
임상 검사	혈액 생화학 검사(total protein, albumin, lipid profile 등), 요생화학 검사(크레아티닌, 소변 질소, 3-methylhistidine), 면역기능(총 림프구수, 지연형피부과민반응), 비타민, 미네랄(철, 아연, 셀레늄 등)
심폐기능 검사	간접 열측정, 호흡가스 분석

---

33 조리법을 뜻하는 영어 'recipe' 로서, 요즘은 굳이 '조리법' 이라고 번역하지 않고 '레시피' 로 널리 사용하고 있다. 본서에서도 '레시피' 로 옮겼다. (역자 주)

로 난이도가 낮은 식사에서 시작하여 높은 식사(단계적 연하식)로 처방합니다. 여기서는 단계적 연하식의 예를 소개합니다. 저자의 병원에서는 5단계로 구성된 연하식을 사용하고 있는데, 단계의 수는 병원마다 조금씩 다른 것 같습니다.

1. 연하 개시식

저작이나 식괴 형성이 쉬우며 구강 및 인두에 잔여물이 적게 남는 음식으로서, 젤라틴 젤리를 제공합니다 (그림 3-9). 젤라틴 젤리(gelatine jelly)는 연하식에 바람직한 질감(표 3-9)을 고루 갖추고 있으므로 개시식(開始

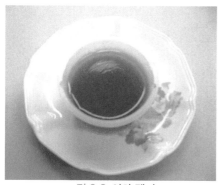

그림 3-9 **연하 젤리**

표 3-9 **연하식에 바람직한 식감(Texture)의 조건**

1. 부드럽고 밀도가 균일할 것
2. 적당한 점도가 있어 흩어지지 않을 것 (저작하기 쉬울 것)
3. 구강이나 인두를 통과할 때 쉽게 변형될 것
4. 끈적거리지 않고 미끄러울 것 (점막에 잘 달라붙지 않을 것)

(아모리 아마, 연하장애-언어청각요법 임상 매뉴얼, 일본언어치료사협회(편저) pp225~239, 협동의서 출판사, 동경, 1992 의거)

재료 4인분	
젤라틴	5g
가루차(말차 抹茶)	2g
더운물	280cc

① 물을 끓인다, 증발되는 부분이 있으므로 많이 준비한다.
② 그릇에 끓인 물 100cc를 붓고, 젤라틴을 녹인다. 그릇을 중탕에 넣어서 그릇 측면에 붙은 젤라틴을 녹인다.
③ 나머지 180cc의 끓인 물에는 가루차를 녹인다.
④ ②와 ③을 하나의 그릇에 합쳐 섞는다.
⑤ 용기에 나누어 부은 후, 냉장고에 넣어 굳힌다.

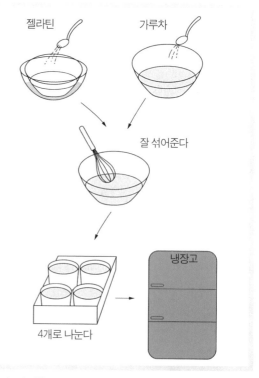

그림 3-10 **차 젤리 만드는 법**

食)으로 널리 추천하고 있습니다. 젤라틴 젤리는 18℃ 이상에서 녹기 시작합니다. 제공 온도는 5℃ 전후이며 상온에서는 약간 진하다고 느껴질 정도로 만들고, 차(茶)나 약간 단맛이 있는 주스부터 사용합니다. 인두잔류나 흡인, 객출할 경우를 고려한다면, 농도를 진하게 하는 것이 바람직 합니다. 차 젤리를 만드는 방법은 그림 3-10에 요약했습니다.

MEMO。 질감 또는 식감 (TEXTURE) >>>

먹을 때 촉각으로 느끼는 음식물의 성질, 즉, 식감(食感)을 Texture 라고 합니다. 연하장애 환자에게 주는 음식물은 연하기능의 관점에서 보아야 하기 때문에 영양학적 고려만으로는 불충분합니다. 맛있게 먹는 것이 가장 중요한데, 이를 위해서는 식감에 대한 고려가 필수적입니다.

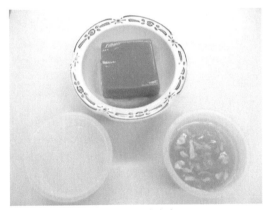
그림 3-11 연하식 A

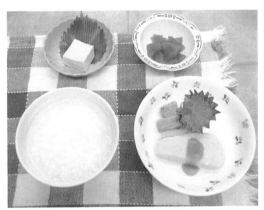
그림 3-12 연하식 B

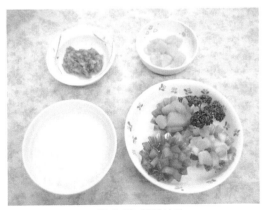
그림 3-13 연하식 C

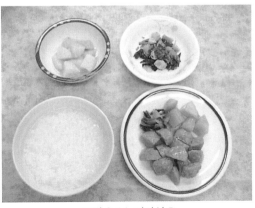
그림 3-14 연하식 D

2. 연하식 A

한번 식사에 3가지 정도의 젤리나 반고형식을 제공합니다(그림 3-11).

2개는 젤라틴을 사용한 젤리, 1 개는 점도나 딱딱함의 정도가 좀 더 높은 반고형물을 조합한 것으로 합니다. 어느 것이든 저작이나 식괴 형성의 어려움을 완화시키고 구강 및 인두에 잔류가 적은 것으로 합니다.

3. 연하식 B

저작하지 않아도 식괴형성이 가능하고 혀로 눌러 부술 수 있는 정도의 부드러움으로 구강 점막에는 잘 부착되지 않는 것으로 합니다(그림 3-12).

반고형의 것으로는 양념 연두부[34]나 계란찜[35] 등을 예로 들 수 있습니다. 또한, 요리한 식품을 믹서기에 갈아서 증점제를 첨가한 후 젤리 모양으로 손질하면 인두에 잔여물도 줄어들고 삼키기가 수월해 집니다. 이와 같은 주된 반찬 이외의 반찬[36] 두세 개를 함께 제공합니다.

> **MEMO 증점제 (Texture 조정식품)** >>>
>
> 분말로 판매되며, 음식물에 첨가함으로써 식감을 바꾸어 먹기 좋고 삼키기 쉬운 상태로 만드는 작용을 합니다. 제조사에 따라 '증점제, '연하보조식품' 등으로 표현하고 있습니다. 점도는 증가되나 너무 많이 넣으면 부착성이 증가하므로 주의해야 합니다.

---

4. 연하식 C

잇몸으로 부술 수 있을 정도로 부드러워서 통째로 삼켜도 괜찮도록, 푹 삶은 음식입니다(그림 3-13). 연하식 B보다는 점도나 부착성이 증가하고, 음식 가지수가 늘어 난이도는 높아집니다. 반고형의 것으로 두부 햄버거나 앙가케 요리[37] 등이 메뉴의 예가 됩니다. 1cm 정도로 한 입에 넣을 수 있는 크기로 네모나게 잘라서 식재별로 먹음직스럽게 담아 두고, 같은 식감의 음식을 확인하면서 먹도록 합니다.

5. 연하식D

이행식은 기능이 상당히 회복되어 보통식을 먹고자 할 때 그 중간 단계에 시행하는 것입니다(그림 3-14).

연하훈련 초기에 씹지 않아도 먹을 수 있는 젤리 형태나 통째로 연하할 수 있는 음식 형태를 시도하다가, 점

---

34 히야야꼬(冷奴, ひややっこ). 네모나게 썬 흰 두부 위에 양념장을 얹은 것 (역자 주)

35 차완무시(茶碗蒸し), 가다랑어 포 등을 우린 국물에 달걀을 풀고 고기, 버섯, 은행, 어묵 등과 함께 밥공기에 넣고 뚜껑을 닫고 찐 요리. 여기서는 '계란찜'으로 옮겼다. (역자 주)

36 후꾸사이(副菜, ふくさい). 주된 반찬 외에 곁들이는 채소, 가지, 콩 삶은 것 등 (역자 주)

37 앙가케(あんかけ) 요리는 설탕이나 간장 등으로 간을 맞추어 걸쭉하게 끓인 갈분 소스를 다양한 재료 위에 뿌려 먹는 음식을 일컫는다. 우리문화에서는 '덮밥요리' 정도에 해당될 것이다. (역자 주)

표 3-10 **연하식 D를 조리할 때 고려할 점**

분류	식재료의 선택	조리할 때 고려할 점
곡류	전죽, 부드러운 밥, 빵죽	액체에 사레가 드는 경우 ①수분을 빼고 수북하게 담는다 ②증점제를 섞는다 ③겔화제(gelling agent)로 합친다 ④젤라틴을 첨가한다
	우동	푹 삶아서 2cm정도로 자른다
	쌀국수, 칡국수, 마카로니	푹 삶아서 3cm정도로 자른다
감자류	냉동식품이 점도가 낮다	으깬다. 점도가 지나치면 마요네스나 국물 등으로 조정한다.
어류	뼈없는 살코기(fillet)를 사용 (지방함량 12~15%)	삶은 것, 찐 것이 먹기가 쉽다. 구운 어류는 걸쭉한 소스(일본요리의 토로미앙)을 첨가한다. 껍질을 벗긴다. 오징어, 문어등 씹기가 어려운 것은 피한다.
	어묵 등[38]	생선묵이나 찌쿠와(ちくーわ) 어묵은 사용하지 않는다. 한뺑(はんぺん), 다떼마끼(だてまき)는 괜찮다. 한뺑 어묵은 1cm 정도 크기로 네모나게 잘라서 부드럽게 삶는다
육류	슬라이스, 다진 고기	다진 고기는 증점제로 차지게 하여 부드럽고 모으기 쉽게 한다. 감자 등 먹기 쉬운 야채와 함께 삶는다.
계란		가늘게 썬 야채, 다진 고기 등도 계란요리에 넣으면 먹기 편하다
콩류	두부	일반 두부보다 연두부가 더 잘 뭉쳐져서 편하다
야채류		생야채, 섬유가 많은 나물, 무순 등 어린 떡잎, 긴 파, 부추, 버섯 등을 사용하지 않는다. 잎보다는 뿌리쪽이 먹기가 좋다. 호박, 가지 등 껍질을 벗기고, 1cm 크기로 잘라서 푹 삶는다.
과일류		부드러운 것, 씨가 없는 것이 좋다. 여문 것은 콤포트[39](compote)나 통조림이 좋다
해조류		사용하지 않는다

※ 푹 삶아야 하고, 한입 크기의(1×2cm) 조각을 기본으로 한다.

차 음식을 씹는 즐거움을 얻을 수 있도록 발전시켜 나갑니다. 건강할 때 먹었던 것처럼, 따뜻한 요리와 찬 요리, 단 것과 과일(디저트)을 조합해서 '식사'를 하는 만족감을 얻을 수 있도록 배려합니다. 일반적으로 '고령자식(高齡者食)'과 비슷한 것으로서, 확실한 형태를 갖추고 있으면서도 씹기 편하고 삼키기 쉬운 식사입니다(표 3-10).

III. 장애 유형별 연하식의 형태와 조리법

연하의 단계 중에서 장애가 있는 시기에 따라 음식 형태나 조리법을 고안하는 것도 중요합니다. 여기서는 구강준비비, 구강운반기, 인두기의 문제로 나누어서 연하식의 차이를 설명하겠습니다.

---

38 일본에는 다양한 어묵이 시판되고 있다. 찌쿠와(ちくーわ)는 비교적 단단하지만, 한뺑(はんぺん) 어묵은 녹말 등을 섞어서 갈아 으깬 후 찌거나 삶은 것이고, 다떼마끼(伊達卷)는 으깬 생선살과 계란을 섞은 것이기 때문에 부드러운 편이다. (역자 주)
39 콤포트(compote). 과일을 통째로 설탕조림한 것으로 디저트로 사용된다. (역자 주)

1. 구강 준비기의 장애

① 입에 집어넣기가 어려운 경우: 음식 재료를 얇게 슬라이스로 만듭니다. 집어 넣을 때 입술에서 흘러 내리지 않도록 어느 정도의 덩어리를 유지하는 반고형물이 좋습니다.

② 저작이 어려운 경우: 잘게 썬 음식 등 가늘게 가공한 것은 잘 흩어져서 구강이나 인두에 남아서 흡인 가능성이 높아 집니다. 혀로 눌러서 부술 수 있는 부드러운 음식을 조리하여 식괴를 형성하기 쉽게 만듭니다.

③ 식괴형성이 어려운 경우: 다소 지방 함유량이 많은 어류나 다진 고기를 골라서 입안에서 쉽게 정리되게 합니다. 증점제를 이용하여 무스 모양이나 젤리 모양으로 만들어도 좋겠습니다.

2. 구강운반기의 장애

① 인두로 운반하기 어려운 경우: 식괴 형성을 돕기 위한 경우와 마찬가지입니다. 한번에 삼킬 수 있는 크기로 자릅니다.

3. 인두기의 장애

① 연하반사가 약한 경우: 증점제를 혼합하여 인두통과의 속도를 늦추거나, 차갑고 시원한 젤리를 사용하여 반사를 촉진합니다. 그렇지만 실제로 장애부위가 한 곳에 국한된 경우는 드물기 때문에, 그 시점의 상태를 그때그때 파악해서 식단을 작성합니다. '응집성', '점도', '부드러움', '크기', '변형성', '부착성' 등이 중요한 사항입니다.

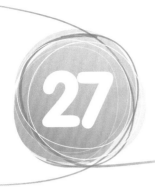

다진 음식과 같은 음식, 혼동하지 맙시다

I. 다진 음식이란?

연하장애 환자를 위한 음식물의 형태를 중요하게 고려해야 한다는 점을 인식하고 있는 병원에서도 가끔 잘못된 치료식으로 '다진 음식'을 제공하는 경우가 있습니다. 이 말의 의미는 병원에 따라 다를 수 있으나, 만약 '생야채를 잘게 썰어서 제공하는 음식'을 의미한다면 이것은 연하장애 환자에게는 맞지 않습니다. 식품을 잘게 썰면 도리어 응집성이 나빠집니다. 예를 들어, 생오이를 잘게 썰어서 그대로 입에 넣어 삼킨다고 생각해 보세요. 건강한 사람이라도 씹지 않고 그대로 삼키는 것은 어려울 것입니다. 입 안에서 흩어져 버리기 때문에 씹어서 응집성을 높이려고 하겠지요. 그러므로 구강준비기에 장애가 있는 환자는 씹기 어려우므로 응집성이 나쁜 상태로 삼킬 수밖에 없어서 대단히 불리합니다. 잘게 썰어서 작게 만든다면 충분히 가열해서 그대로 씹지 않고 삼킬 수 있도록 하는 것이 중요합니다. 또한 통째로 그대로 삼켜도 문제가 없는 음식으로는 '같은 음식(믹서식)'을 들 수 있습니다.

II. 갈은 음식(믹서식)의 장점과 단점

갈은 음식(믹서식[40])은 그대로 삼킬 수 있기 때문에 생야채라도 가열하지 않고 섭취할 수가 있습니다. 단, 주의할 점은 점도입니다. 환자에 따라서는 점도가 낮은 경우에 흡인이 발생할 수 있습니다. 점도를 높이고 싶다면 증점제를 첨가하면 됩니다. 믹서식의 또 하나의 단점은 '맛있게 보이지 않는다'는 점입니다. 무엇을 믹서로 갈아 만들었는지 모르는 음식을 먹는 것은 왠지 불안하게 마련입니다. 환자의 눈 앞에서 믹서에 넣어서 무엇을 먹는지를 알도록 배려해야 합니다. 그렇지 않으면 프랑스 요리처럼 식재료에 대한 설명을 충분히 하거나, 음식을 돋보이게 하는 그릇을 사용하는 것도 좋은 방법이라고 할 수 있습니다.

---

40 '믹서(mixer)를 사용하여 갈아 만든 음식'이라는 뜻으로 '믹서식'이라는 용어를 사용하고 있다. 여기서는 '갈은 음식'과 '믹서식'이라는 단어를 병용했다. (역자 주)

III. 삼키기 쉬운 물성

다들 아시다시피 모든 연하장애 환자에게 동일한 배려가 필요한 것은 아닙니다만, 음식의 물성을 변화시키는 것은 가장 안전한 조치이므로 여기서 물성에 관하여 설명하겠습니다. 구강준비기의 장애에서는 통째로 삼키는 것을 권장하기 때문에 딱딱하지 않고 부드러운 것이 중요합니다. 구강운반기의 장애에서는 식괴 형성을 쉽게 한다는 점에서 점도를 높임과 동시에 응집성이 높은 식품이 좋겠습니다. 인두기 장애에서 인두 통과 시간을 단축하기 위해서는 부착성이 낮은 식품이 가장 적합합니다. 그리고 모든 장애인들이 공통적으로 말하는 것은 '맛있는' 음식을 '적당한' 온도로 먹는 것입니다. 그 환자에게 알맞은 식감(texture)이어야 하는 것도 중요합니다. 무엇을 먹고 있는지를 알게 하여 불안감을 느끼지 않고 섭식할 수 있도록 하는 것도 중요한 요소입니다.

 Coffee Break　　프랑스 요리는 맛있을 것 같다!

"연하장애환자의 식사는 맛있게 보이지 않으면 안됩니다. 초기의 연하장애식은 맛있을 것 같지 않아서, 정말로 좋지 않았습니다. 하다 못해 그릇만이라도 잘 준비를 해 주세요" 라고 필자는 강연에 나갈 때 마다 잘난 듯 이야기를 합니다. 그런데 진짜로 왜 맛있게 보이지 않는지에 관해서는 나는 문외한입니다. 그릇에 담은 믹서식 같은 것이 맛있게 보이지 않는데, 어째서 프랑스 요리는 맛있게 보이는 것일까요? '프랑스 요리' 라고 하는 말의 어감과 관계가 있는 것 같은데, 프랑스의 연하장애인은 어떻게 되는 거죠?

28 증점제와 젤리는 어떻게 다른가?

I. 점도를 높이는 방법의 발전

점도를 높이면 연하장애 환자들이 먹기 쉽다는 사실이 알려진 지도 20년 이상 지났습니다. 그 당시에 등장한 것이 '점도 조정식품' 입니다. '증점제' 또는 '연하보조식품' 이라고도 불리는 분말인데, 액상식품이나 차에 섞어서 이용할 수 있습니 다. 초기의 제품들은 편리하긴 했지만 음식에 섞으면 맛이 변하는 것이 문제였는데, 그 후 개량이 되었습니다. 점도 조정식품을 첨가하더라도 액상식품을 섭취하지 못하는 환자도 있기 때문에, 그 다음으로 개발된 것이 젤리(겔화제)입니다. 같은 젤리라고 해도 젤라틴 젤리와 한천 젤리는 서로 섭식의 상태가 다른 것은 오래 전부터 알려져 왔습니다. 예전에 사용하던 한천 젤리는 점도가 높은 반면, 씹으면 응집력이 저하되어 흩어져 버리는 것이 문제였습니다. 그래서 섭식의 초기에는 젤라틴 젤리가 더 적당하다고 알려져 있습니다. 그런데 젤라틴은 저온에서는 점도가 높지만, 구강 내에 오래 머무르면서 온도가 상승하면 녹아버리고 맙니다. 그래서 최근에는 새로운 형태의 젤리가 개발되었습니다.

II. 증점제의 특성

증점제는 물에 녹이기만 하면 점도가 높아지는 편리성 때문에 지금도 많은 제품이 이용되고 있습니다. 용해된 상태는 입자가 콜로이드(Colloid) 모양으로 흩어져 유동성을 가진 상태, 즉 '졸(Sol)' 입니다. 물에 섞는 양이 많으면 점도가 높아지지만 동시에 부착성도 커지고 맙니다. 일반적으로 식품은 그 점도가 높아지면 응집성도 높아지고 부착성도 높아지는 관계에 있습니다. 점도조정 식품의 성분은 전분(starch), 가공 전분, 덱스트린(dextrin), 고무(gum) 등의 식물 섬유로 구성되어 있습니다. 컵 한잔에 차 숟가락 한 술 정도 사용해야 할 증점제를, 점도가 충분치 않다고 생각해서 두세 술 넣어 버리는 경우를 임상에서 흔히 볼 수 있습니다. 그 결과 부착성도 증가해 버려서 결과적으로 후두개곡이나 조롱박 오목에 잔여물이 더 많이 남게 됩니다. 점도와 응집성이 높아져도 부착성이 높아지지 않는 증점제가 점점 개발되고 있습니다.

액상의 식품에 증점제로 첨가할 수 있는 것에는 증점제 외에도 녹말, 갈분, 옥수수 전분, 밀가루 등이 있습니다. 식품의 응집성을 높이기 위한 목적으로는 산마, 낫또[41] 등도 사용됩니다.

---

41 낫토(納豆, なっとう)는 대두를 발효시킨 일본의 전통 음식으로서 응집성이 강하다. (역자 주)

Ⅲ. 젤리의 특성

젤리는 굳은 상태를 '젤(gel)' 이라고 하는데, 분산된 콜로이드 입자 사이에 강한 결합력이 작동하여 그물 모양의 조직을 만들어 고형화된 상태입니다. 가장 흔히 사용하는 젤라틴 젤리는 저온에서는 보다 나은 점도와 낮은 부착성을 유지하지만 온도가 상승하면 점도가 저하되고, 응집성도 떨어진다는 단점이 있습니다. 그래서 온도에 의해 물성이 변화되지 않는 재료를 가지고 높은 점도와 낮은 부착성을 보유할 수 있는 젤리가 점차 개발되고 있습니다. 현재 사용되고 있는 대표적인 젤리에는 동물성 식품인 젤라틴 이외에 식물계인 한천, 캐러기넌(Carrageenan)[42], 펙틴 등이 있습니다. 단독으로 사용할 뿐 아니라, 여러 재료를 혼합 가공하여 제품화한 것도 적지 않습니다.

 Coffee Break　　술을 가지고 젤리를 만들면 안되나요?

"환자에게 술을 권하다니 위험하게!" 라고 화를 내는 사람도 있을 것 같습니다. 제 환자 중에는 술로 만든 젤리를 매일 한 개씩 먹는 환자가 있습니다. 꽤 장기간에 걸쳐 연하훈련을 해왔지만, 결국에는 연하장애식에도 흡인을 피할 수가 없었습니다. 그 때문에 위루를 통해 영양을 섭취하고 있는데, 언젠가는 한 번 술로 만든 젤리를 시험해 보았습니다. 그랬더니 놀랍게도 금방 원기가 회복되었습니다. 지금도 젤리 이외의 식사는 섭취를 못하고 있지만, 기분이 좋아지고 어느 정도 삶의 질(QOL)이 좋아진 것으로 보입니다. 실은 저도 집에서 데운 일본 청주에 젤라틴을 넣어서 젤리를 만들어 봤습니다. 다소 맛은 떨어지지만 충분히 마실 만 했습니다. 젤리를 만드는 데에는 단 맛이 있는 술이 좋은 것 같습니다.

42　카라긴 등의 해조류에서 추출되는 다당류로서 증점제나 겔화제로 사용된다. (역자 주)

시판되는 제품의 특징을 알아 두자

I. 혼란스러운 명칭

연하장애인에게 사용되는 식품에 관하여는 현재 명칭이 통일되어 있지 않아서, 혼란스럽다고 하는 분들이 많은 것 같습니다. 따라서 표 3-11에 일반적으로 사용되는 명칭들을 모두 모아 보았습니다.[43]

단계적 연하장애식은 병원이나 진료소에서 관리 영양사가 메뉴를 생각하고 조리사가 만들고 있지만, 일반적으로 연하훈련식이나 연하보조식품(점도증진제, 겔화제), 영양보조식품 등은 의료기관에서도 시판되고 있

표 3-11 연하장애인에게 사용하는 식품

명칭		설명
연하장애식(연하식) 단계적 연하장애식		연하장애인의 치료과정에서 장애의 정도에 따라 섭취하기 용이하도록 물성을 조정한 식품. 자세한 평가를 통해 그 환자에 알맞은 음식물 형태로 조정해야 하는데, 일반적으로는 몇 가지 단계로 프로그램 된 단계적 연하장애식을 사용한다.
연하 훈련식		경구 섭취하지 않던 환자가 섭식을 개시하기 직전에 훈련 목적으로 시험해 보는 식품. 평가를 통해 사용가능하다고 판단하면 치료실에서 섭취한다.
연하 보조 식품	점도 조정제 (증점제)	점도를 높이기 위해 사용하는 분말형의 식품 첨가물. 식품에 첨가함으로써 졸(Sol)화 시킨다.
	겔화제(젤리)	젤리를 만들기 위해 사용하는 분말 상태의 식품첨가물. 가열한 식품에 첨가한 후 식히면 겔(gel)화 된다.
영양보조식품(Supplement)		저단백혈증이나 철결핍성 빈혈등 저영양상태를 개선하기 위해 만든 식품. 팩이나 통조림에 들어간 액상 고단백유동식이나, 젤리 형태, 분말 형태의 식품첨가물로 물을 부으면 졸(sol)화 되는 것 등 여러 가지 식품이 판매되고 있다.
수분 보급 식품		연하장애인에서 탈수를 예방할 목적으로 이용하는 젤리 타입의 식품. 영양보조의 목적을 함께 가지고 있는 경우도 있다.
연하보조 제품(복약 보조 젤리)		약을 복용할 때 사용하는 젤리 형태의 식품. 수분 보급의 목적을 겸한 경우도 있다.
시판 식품	일반용 레토르트 (Retort)식품	전자레인지나 열탕에서 데우기만 하면 되는 레토르트 식품에는 밥, 팥밥, 죽 등 쌀제품이나 카레, 찐만두, 고로께, 고기 삶은 것 등이 있다. 냉동식품도 있고 장애인이 이용할 수 있는 것도 있다.
	가정용 수발식 (저작, 연하곤란 대용식품)	연하장애인뿐만 아니고, 저작력이 약해진 고령자용 제품도 있다. 생선 조림, 야채 샐러드 등 레토르트 타입의 일품 요리가 대부분이다. 야채, 과일, 닭가슴살이나 참치 등의 재료를 체로 거른 식품도 있다.
	연하장애 요리 택배	생활습관 병에 대한 건강관리식을 집으로 배달하는 서비스. 식이요법을 필수로 하는 당뇨병이나 고혈압, 비만환자 등을 대상으로 한다. 고령자용 상품도 있다.

---

43 국내 시장은 아직 걸음마 단계로서 다양한 증점제가 판매되고 있는 정도이다. 역자가 아는 한 2010년 현재 '수발식' 이나 연하장애인용 레토르트 식품, 택배 서비스 등은 아직 국내에 없다. (역자 주)

는 제품을 이용합니다.

II. 시판하는 제품을 가정에서 이용하기

　환자의 장애의 상태에 따른 연하장애식은 퇴원시에 의료기관에서 교육을 받습니다. 집에서는 간병하는 사람이 메뉴를 선택하여 조리를 할 수밖에 없습니다. 최근에는 '수발식' 이라는 명칭으로 연하장애인용의 레토르트 식품이 판매되고 있으므로 이런 것을 가끔 이용하면 편리할 것입니다. 생선 조림이나 야채무침 등 일품 요리를 사용하면 편리합니다. 또한 야채, 과일, 닭가슴살, 참치 등의 식재료를 체로 거른 식품도 시판되고 있으므로 요리할 때 간편하게 사용할 수 있습니다. 연하장애식을 집으로 보내 주는 업체들도 늘고 있는데 이런 서비스를 이용하는 것이 좋을 수도 있겠습니다. 연하보조식품이나 영양보조식품, 수분보급식품, 복약보조용 젤리 등도 시판되고 있습니다. 약국이나 슈퍼마켓, 편의점 등에서 구입할 수도 있으나, 식품회사에 전화하면 우편으로 배달해 주기도 합니다. 인터넷의 통신판매도 있으나 구입 전에 의사와 상담하시는 것이 좋겠습니다.

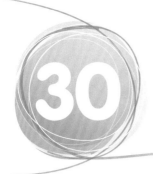

왜 뒤로 기댄 자세가 더 안전한가?

I. 연하장애와 몸의 자세

옛날 교과서를 보면 섭식시에는 의자에 앉아서 고관절을 직각으로 굽히고 자세를 똑바르게 세우는 것이 좋다고 적혀있는 경우가 있습니다. 그러나, 지금에 와서는 이것이 옳지 않다는 것이 알려지게 되었습니다. 연하장애의 환자는 오히려 의자의 등받이를 누이고 몸통을 뒤로 기댄 자세에서 흡인이 적어지므로 연하장애 발생 초기에는 뒤로 젖혀지는(리클라이닝, reclining) 휠체어를 사용합니다(그림 3-15).

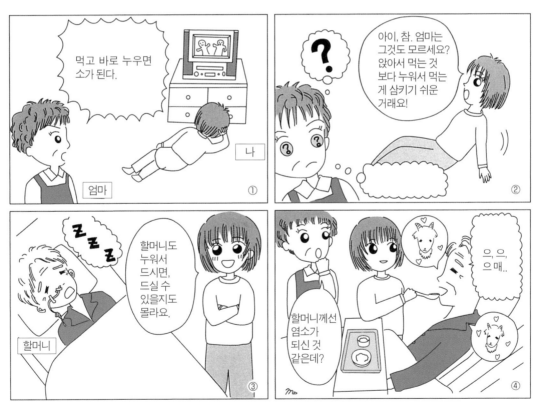

그림 3-15 흡인이 적은 뒤로 기댄(리클라이닝) 자세

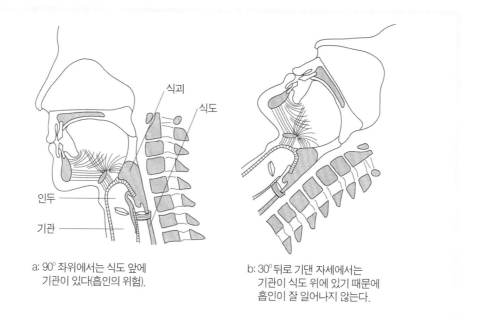

a: 90° 좌위에서는 식도 앞에
　기관이 있다(흡인의 위험).

b: 30° 뒤로 기댄 자세에서는
　기관이 식도 위에 있기 때문에
　흡인이 잘 일어나지 않는다.

그림 3-16 **리클라이닝 자세의 장점**

Ⅱ. 몸통을 뒤로 기대어 누우면 어떤 장점이 있을까?

　해부학적으로 기관은 식도와 평행하게 주행하고 있으며, 기관이 식도보다 앞쪽에 위치해 있습니다. 몸을 뒤로 기대어 누우면 기관이 식도보다 위쪽으로 오기 때문에 중력에 의해 식괴가 식도로 들어가기 유리한 자세가 됩니다. 이와 같이 흡인이 있는 환자를 등받이에 기대어 눕히면 식괴가 기관으로 흡인되는 위험이 줄어드는 것은 중력의 효과입니다(그림 3-16). 그러나 실제로 경험해 본 분들은 아시겠지만, 누워서 먹으면 정말 먹기가 어렵습니다. 누운 자세로 삼키는 것은 쉽지 않은데, 턱을 든 자세가 되어서 연하반사가 잘 유발되지 않기 때문입니다. 그 점에 관해서는 다음 항에서 설명하겠습니다.

31 턱 당기기와 고개 돌리기의 효과를 알아두자

I. 턱을 당기면 삼키기 쉽다!

음식을 섭취할 때 몸을 뒤로 기대면 흡인은 적게 되겠지만, 턱이 들리면서 연하반사가 일어나기 어렵게 된다는 것은 전장에서 서술하였습니다. 그래서 30~60도 뒤로 기댄 자세로 섭식할 경우에는 베개를 높여서 고개를 앞으로 숙이게 합니다.[44] 턱을 당기면 섭식하기가 쉽게 되는 이유는 그 자세에서 더 쉽게 연하반사가 유발되기 때문입니다(그림 3-17).

그 밖에도 하악을 조금 앞쪽으로 내민 상태로 연하하면 식도 입구부의 윤상인두근 부위가 더 크게 열리면서 식괴가 쉽게 통과합니다. 이 방법은 '경부 돌출법' 이라고 하는데, 윤상인두근 이완부전 환자에게 사용합니다. 치매나 고위뇌기능 장애로 인해 인지기능이 저하된 환자에게는 교육하여 시행하기 어렵습니다.

II. 고개 돌리기는 언제 시행하는가

인두나 후두에 편측성 운동마비가 있는 환자는 고개를 마비쪽으로 돌린 상태로 삼키는 것이 효과적이라고

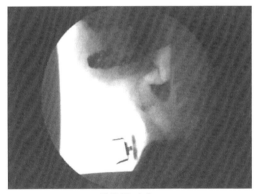

a: 턱을 든 자세

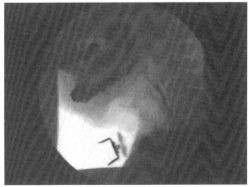

b: 턱을 당긴 자세

그림 3-17 **턱 당기기의 효과**

a는 턱을 들고 삼키도록 한 경우의 VFS 소견. 연하 반사가 잘 유발되지 않는다. b는 동일 환자에게 턱을 당기고 삼키도록 한 결과로서, 연하 반사가 쉽게 유발되어 조영제를 첨가한 젤리가 쉽게 식도로 유입되었다.

---

44 영어로는 chin tuck(턱 당기기), chin down(턱을 아래로) 등으로 기술하는 것으로 일본에서는 경추를 앞으로 굴곡한다는 뜻으로 '경부 전굴(頸部 前屈)' 이라는 용어를 사용하고 있다. 본서에서는 '턱 당기기' 로 번역하였다. (역자 주)

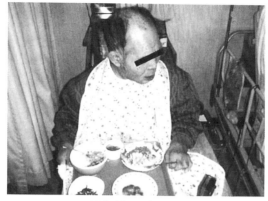

그림 3-18 **고개 돌리기**
장애가 있는 쪽으로 고개를 돌린 상태로 삼키게 하면, 식괴가 건
강한 쪽의 조롱박 오목으로 유입된다.

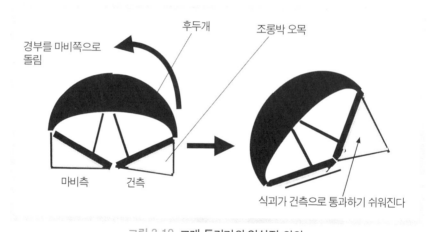

그림 3-19 **고개 돌리기의 임상적 의의**
고개를 돌린 쪽의 후두개곡에서 조롱박 오목에 이르는 통로가 좁아지기 때문에 식괴가 건측으로 들어
간다.

알려져 있습니다(그림 3-18). '고개 돌리기(head rotation)' 라고 불리는 방법입니다. 인두기에 식괴가 후두개곡
에서 옆 방향으로 이동하여 좌우 피열의 옆쪽을 통과하여 조롱박 오목으로 들어간다는 것은 연하의 생리학 부
분에서 이미 언급하였습니다. 예컨대, 좌측에 운동마비가 있는 환자에게서 일어나는 흡인은 많은 경우 식괴가
후두개곡의 좌측에서 좌측 조롱박 오목으로 이동하여 좌측피열 옆에서 후두 안으로 들어가게 됩니다. 이런 경
우 고개를 좌측으로 돌리면 후두개곡의 좌측 끝에서 좌측 조롱박 오목에 이르는 통로가 좁아져서 식괴가 우측
의 피열 옆을 통과하여 우측의 조롱박 오목으로 들어가게 됩니다(그림 3-19).

고개를 돌리는 방향과 같은 쪽의 후두개곡-조롱박 오목 통로가 좁아진다는 사실은 내시경이나 MRI를 통해 확
인할 수 있습니다. '고개 돌리기' 는 '고개 기울이기(head tilt)' 와는 다르기 때문에 혼동하지 않도록 주의하세요.

32 섭식 훈련시 사용하는 다양한 수기 (maneuver)

I. 직접 연하 훈련시 사용하는 수기(maneuver)

직접 연하 훈련을 할 때에는 세 가지를 명심해야 합니다. 즉, 환자에게 알맞은 음식물 형태를 선택하는 것, 적절한 섭식 자세에서 훈련하는 것, 섭식시에 적당한 수기(maneuver)를 시행하는 것입니다. 섭식 직전에 경추와 턱관절의 관절 범위 운동, 혀 운동, 긴장 이완을 시행한다는 것은 말할 필요도 없습니다. 여기서는 섭식시에 시행하는 특별한 수기(maneuver) 중에서 주로 구체적인 테크닉에 관하여 설명하겠습니다.

II. 복수(複數) 연하(여러 번 삼키기, multiple swallow)

건강한 사람은 입 안에 넣은 음식을 씹은 후에 연하운동을 한 번만 하고서 다음 음식을 입에 넣습니다. 그러나, 구강준비기에서 구강운반기에 장애가 있는 환자의 경우에는 충분한 양의 음식이 한번에 후두개곡으로 운반되기 어렵습니다. 비디오투시 연하검사(VFS)로 보면 구강 내에서 여러 번 나누어서 삼키는 것을 관찰할 수 있습니다. 또한 인두기에 후두개곡이나 조롱박 오목에 잔여물이 보이는 경우에도 1회의 연하운동만으로는 충분하다고 할 수 없습니다(그림 3-20). 이와 같은 환자의 경우에는 한 번 입에 넣은 음식을 2~3회 반복하여 삼키는 것이 중요합니다. 중증의 연하장애 환자들은 대부분 복수 연하가 필요합니다.

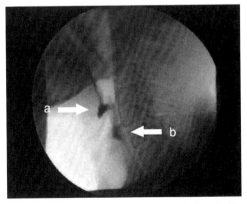

그림 3-20 후두개곡(a)과 조롱박 오목(b)에 잔여물이 남는 환자
한 번 입에 넣은 음식을 2~3회 반복하여 삼키는 것이(복수 연하) 필요하다.

III. 교호(交互) 연하(번갈아 삼키기, alternating swallow)

부착성이 높은 음식을 섭취할 경우는 후두개곡이나 조롱박 오목에 잔여물이 많이 남는 경우가 있습니다. 이와 같은 경우에는 그 음식을 삼키고 난 직후에 부착성 낮은 젤리를 먹으면 잔여물과 함께 식도로 넘어가는 경우가 있습니다. 효과가 VFS로 확인된 환자에게 음식과 젤리를 번갈아 삼키게 하면(교호 연하) 안전합니다.

IV. 고개 돌리기(head rotation)

앞장에서 기술한 것과 같습니다. 고개를 마비측으로 돌린 상태로 섭식하면 식괴가 좁아진 마비측 대신 건측의 조롱박 오목을 통과하게 됩니다.

V. 경부돌출법

윤상인두근 이완부전의 경우에 시행하는 방법으로 앞의 항에서 이미 기술하였습니다.

VI. 숨 참고 삼키기(상성문연하, 上聲門嚥下, supraglottic swallow)

호흡과 연하의 관계에 대해서는 제 7항에서 이미 설명하였습니다(그림 1-18). 장애인이나 고령자는 호기(날

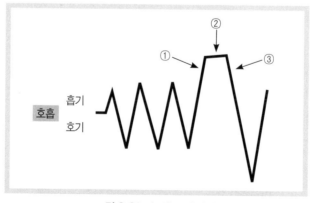

그림 3-21 **숨 참고 삼키기**
① 크게 숨을 마시고, 멈춘다(흡기). ② 삼킨다. ③ 연하 후 숨을 내쉰다(호기). 호흡을 우선적으로 생각하고 기관 내압 상승도 고려한다.

숨)가 끝날 때나 흡기(숨을 들이 쉼)가 시작할 때 연하를 시작하는 경우가 있습니다. 연하운동 직후에 흡기가 시작되므로 흡인의 위험이 높아집니다. 흡인을 방지하기 위해서는 삼킬 때에 기관이나 후두의 내압이 양압으로 유지되는 것이 중요합니다. 그래서 연하반사와 호흡과의 관계를 이용한 '숨 참고 하는 연하(Supraglottic Swallow)' 가 유용하게 사용됩니다. 크게 숨을 마시고 확실히 숨을 멈춥니다. 이 상태로 음식물을 삼켜 연하가 끝난 후에 숨을 내뱉습니다.[45] 숨을 참기 때문에 성문이 폐쇄되고 후두내압이 상승하여 기도에 식괴가 들어가기 어렵게 됩니다. 삼킨 후에는 숨을 내 쉬어서 후두 내로 침입하려던 식괴가 배출됩니다.

VII. 멘델존 수기(Mendelsohn maneuver)

간접적 연하훈련으로도 사용할 수 있는 수기로서, 윤상인두근 이완부전 환자에서는 섭식시 사용할 수 있어 직접 연하훈련에도 사용됩니다. 음식을 삼키도록 지시하면서 동시에 수발인 또는 장애인 자신의 손으로 갑상연골을 꽉 쥐고 후두를 거상하는 방법입니다.[46] 후두와 설골을 거상된 위치로 유지함으로써 기계적으로 윤상인두근을 크게 벌리고자 하는 것입니다.

VIII. 의식적인 연하(Think Swallow)

식사에 집중 안되어서 흡인이 되는 환자에게는 지속적으로 주의집중을 유지하는 것이 과제입니다. 이 경우에는 연하를 의식화하는 것(Think Swallow)으로 흡인을 방지할 수가 있습니다. 구체적으로는 연하에 집중하기 위해 "입을 크게 벌리자", "좋아, 삼킨다" 라고 소리를 내게 하고, 식사에 집중할 수 있는 조용한 환경을 만들어 줍니다.

IX. 식전 식후의 구강 위생

섭식을 개시하기 전에는 양치질 등 구강케어를 시행하여 음식물과 함께 구강내 세균을 삼키지 않도록 합니다. 또한 잇몸이나 뺨, 혀를 자극하여 타액을 분비시켜 자정 작용을 촉진시킵니다. 마찬가지로 식사 후에도 구강케어를 합니다. 이것이 식후에만 양치질을 하는 보통 사람과는 조금 다른 점입니다. 식후에는 바로 눕지 말고 20~30분 정도 안정하여 소화하기 좋은 자세를 유지합니다.

---

45 일반적으로는 연하가 끝난 후에 강한 호기를 유발하기 위해 기침을 하게 한다. 여기서는 원문의 기술을 그대로 옮겼다. (역자 주)
46 실제로는 초기 훈련시 피드백을 위해 손을 사용하고 익숙해지면 손을 사용하지 않는다. (역자 주)

기침을 하는 것이 중요하다

I. 무증상 흡인에는 기침이 필요하다

대량의 흡인이 보이는 환자는 기능이 호전될 될 때까지 경구섭취가 금지됩니다. 그러나 미량의 후두침입이 있는 환자도 금식을 시켜야 하는가 하는 점에는 반론이 있을지 모르겠습니다. 그것은 건강한 사람도 때때로 사레 드는 수가 있기 때문입니다. 어느 정도의 흡인이 용인될 수 있는가에 관해서는 정설이 없지만, 검사에서 성문을 넘어서 기관 내로 흡인이 되지 않으면 조심스럽게 섭식을 시작하는 경우가 많은 것 같습니다. 이런 환자들 중에는 사레 증상이 없는 무증상 흡인이 의심되기도 합니다. 이와 같은 경우에는 식사할 때 수시로 기침을 시키는 것이 필수적입니다.

연하장애인이 식사를 할 때에는 지금까지 서술해 온 여러 가지 방법 이외에도 많은 배려가 필요합니다. 여기서는 그 방법에 관해서 설명하겠습니다.

II. 수의적인 기침과 반사에 의한 기침

식사할 때 수시로 의식적인 기침을 하도록 함으로써 후두 내로 침입하는 음식을 배출하는 것이 중요합니다. 기침을 할 때에는 복근의 근력도 필요하기 때문에 어느 정도의 체력이 없으면 불가능합니다. 기초적인 기능훈련을 할 때 기침 연습을 함께 해 두는 것이 중요합니다. 충분한 체력이 없거나, 아주 심한 마비가 있는 경우에는 식사를 종료할 때 기침 반사를 유도합니다. 구체적으로는 흡인용 튜브를 사용해서 후두개를 자극하여 기침 반사를 유발합니다.

III. 식사 속도

식사하는 속도는 어릴 때부터 습관으로 굳어져 있는 것이라서 이것을 바꾸는 것은 쉽지 않습니다. 병전의 습관이 몸에 배어 있으므로, 연하장애가 발생한 후에도 너무 급하게 먹는 환자들에게는 의식적으로 속도를 늦추도록 지속적으로 교육해야 합니다. 또한 수발인의 성격이 급한 경우도 주의해야 합니다. 수발을 받아 식사를 하는 환자들은 다음 숟가락을 입에 넣을 때 입 안에 잔여물이 없는지를 확인해 가면서 수발해야 합니다.

IV. 충분한 저작

씹지 않고 통째로 삼키는 음식이나 액상 식품의 경우는 별도이겠지만, 저작이 필요한 식품을 먹는 경우에는 충분히 씹도록 하는 것이 중요합니다. 저작에 의해 타액이 분비되고 연하하기 쉬운 형태로 변화하기 때문입니다. 타액의 분비는 세균에 대한 자정작용을 높이는 데도 중요하고 흡인성 폐렴의 예방과도 관련이 있습니다. 그러나 아주 심한 구강준비기 장애가 있는 환자라면 씹지 않고 통째로 넘기는 음식이 바람직하겠지요.

V. 식사에 필요한 시간

연하장애인에게는 한번에 걸리는 섭식시간에 대해서도 유의해야 합니다. 섭식에 필요한 에너지 소비에 관해서는 이미 설명을 했는데, 섭식시간이 길어짐에 따라 피로 때문에 연하상태도 바뀌게 됩니다. 통상 30분을 넘어가면 식사를 종료하고, 휴식을 취한 후 다시 시작하거나 고단백 유동식(간헐적 경관영양법, 경피적 내시경적 위루조설술: PEG)을 병용하여 영양을 보충합니다.

MEMO 기침 반사 >>>

기침은 기도의 점막에 생긴 자극이 미주신경을 통해 연수에 있는 기침중추에 전달되어 자극의 원인이 된 이물을 몸 밖으로 배출하려고 하는 방어반응이며, 늑간근이나 횡격막, 복근이 순간적으로 수축합니다. 정상적으로는 바이러스나 먼지, 암모니아 가스 등의 자극은 기관의 점막에서 감지하지만, 흡인의 경우에는 성대에 이르기까지의 상기도에서 감지합니다. 따라서, '사레들리는 증상' 도 기침의 한 종류라고 말할 수 있습니다. 반사라고 하지만 기침은 수의적으로도 일으킬 수 있는데, 그것이 연하장애인의 치료에 응용되고 있는 것입니다.

34 틀니는 끼는 것이 좋을까?

I. 의치를 뺀 채로 있는 환자가 많다.

급성 질환으로 입원한 환자 중에 많은 사람들이 집중치료실(ICU) 등의 병동에 입원할 때에 의치를 빼버리고 맙니다. 기관 내 삽관이 필요한 경우에는 당연하지만, 산소흡입이나 객담흡인이 필요한 경우에도 빼는 것이 일반적입니다. 의치는 24시간 착용하고 있으면 이물이기 때문에 당연히 세균 감염의 원인이 됩니다. 급성기 치료가 끝나고 다시 식사를 하기 위해 의치를 삽입하려고 하면 맞지 않는 경우가 이따금 있기도 합니다. 특히, 뇌졸중은 운동마비가 안면, 구강에도 존재하기 때문에 의치가 맞지 않게 되는 경우가 대단히 흔합니다. 더욱이 연하장애가 있으면 장기간에 걸쳐 금식을 하면서 틀니를 끼우는 것을 잊어버리는 경우도 있습니다.

그렇다면 의치는 불필요한 것일까요? 구강준비기의 장애 때문에 저작이 곤란해진 환자가 저작이 필요 없이 통째로 삼키는 음식을 먹고 있으면 의치는 사용하지 않아도 될까요? 대답은 '필요하다' 입니다. 그 이유는 아래에서 설명하겠습니다.

II. 의치의 역할

연하의 생리학을 설명하면서 언급하였지만, 삼차 신경은 연하반사를 촉진한다고 생각됩니다. 건강한 사람에게 연하반사가 일어날 때에는 좌우의 어금니를 꼭 다문 상태입니다. 의치를 뺀 상태에서는 안쪽에 있는 상하의 잇몸이 맞닿게 하기가 어려워서 연하반사를 유발하기에 불리하게 됩니다. "틀니는 씹을 때 사용된다" 라는 고정관념 때문에 저작을 하지 않는 환자에게는 필요하지 않다고 생각하기 쉽습니다. 씹지 않고 통째로 먹는 섭식을 하는 환자라도 의치는 장착하는 것이 연하반사 유발에 유리합니다.

인두기에 장애가 있는 환자는 많은 경우 구강준비기에도 장애가 있습니다. 또한 구강준비기가 회복되면 인두기도 좋아지는 경우가 있습니다. 따라서, 인두기 장애가 있는 환자의 경우에 간접적 연하운동의 하나로 저작 훈련을 병용하는 것이 좋다고 생각합니다. 단, 삼차 신경을 자극하면 연하반사가 개선된다는 증거가 아직은 없습니다.

저작훈련 때에 의치가 맞지 않으면 훈련이 어려우므로 확실히 수리해 두는 것이 좋습니다. 의치를 뺀 채로 있으면 발성이 잘 안되어 대화도 줄어들게 됩니다. 발성이 연하기능의 개선에 도움이 된다는 것은 이미 설명을 했지요. 또한, 의치를 뺀 채로 있었던 기간이 길게 되면 잇몸과 치조골이 위축되어 그 기능이 저하됩니다 (그림 3-22).

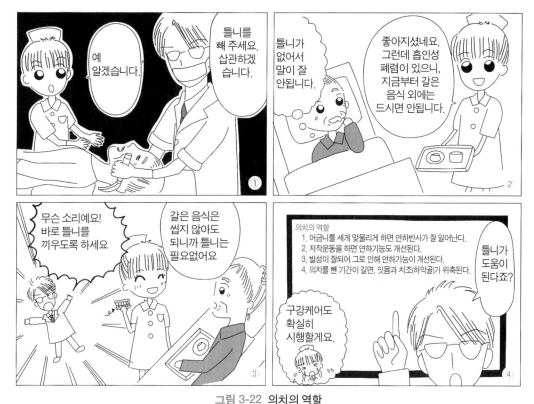

그림 3-22 **의치의 역할**

III. 구강준비기 장애를 위한 연하장애식

구강준비기에 장애가 있는 경우에는 씹지 않고 삼킬 수 있는 연하장애식이 필요합니다. 틀니를 끼고 있으니까 씹어서 먹는 음식이 바람직하다고 생각하면 틀린 것입니다. 물론, 저작기능이 개선되면 음식물 종류도 변경이 필요하기 때문에 면밀한 평가가 중요합니다.

IV. 의치의 수리

부적합한 의치를 이용하는 것은 저작에 도움이 되지 않을 뿐 아니라 불쾌감을 주거나 잇몸에 상처를 내는 원인이 됩니다. 따라서 잘 맞도록 수리해 두어야 하고, 장애인의 의치를 취급하는 치과의사와 상담을 해야 합니다. 틀니 안정제를 일시적으로 사용하는 것은 괜찮지만 장기간 사용하면 잇몸과 치조에 악영향을 준다고 합니다. 의치가 잘 맞는지 평가하는 데는 적합 시험재를 사용하는 방법이 있는데 치과에 정통하지 못한 우리는 시행하기 어렵습니다. 가장 간편한 방법은 음식물 없이 상하의 치아를 몇 번 소리나게 씹어 보도록 합니다. 확실하게 소리가 나면 양호한 것입니다. 그리고 불편감이나 통증 유무, 입 냄새 유무, 혀나 뺨을 씹지 않는가, 쉽게 빠지지 않는가 등을 점검합니다.

35 저작(씹는 기능)에 장애가 있는 경우

I. 저작기능 장애의 원인

　저작을 비롯한 구강준비기의 장애에는 신경계의 이상에 의한 기능적 장애와 두경부 종양 등에 의한 기질적 장애가 있습니다. 신경계 질환의 대표는 뇌졸중인데, 추체로라 부르는 신경전도로 일부가 손상되어 발생하는 운동마비이며 일반적으로 일측성입니다. 뇌 동맥류파열에 의한 거미막밑 출혈로 전두엽에 뇌경색이 생긴 경우에는 저작은 물론이고 입을 벌리는 것조차 어려운 경우도 있습니다. 파킨슨 병도 비슷한 증상을 일으킬 수 있는데 동작이 느려져서 저작 곤란과 구강기 장애를 초래합니다. 두경부 종양에 의한 기질적 장애에서는 관절 구축으로 인한 개구(開口)장애나 저작장애가 발생할 수 있으며 관절 범위가 부드러워지고 근력이 회복되면 개선됩니다.

> ### MEMO 거미막밑출혈 >>>
>
> 뇌동맥류가 파열되면 거미막밑 공간에 출혈을 일으킵니다. 거미막밑 공간은 뇌의 바깥에 있어 뇌에 미치는 초기의 영향은 압박에 의한 것입니다. 대량 출혈이 아니라면 혈종제거술과 클립핑(clipping)을 시행하여 뇌의 압박이 제거되면 증상이 좋아집니다. 문제는 그 후 2 주 이내에 생기는 뇌경색입니다. 거미막밑 공간의 출혈 때문에 혈관벽에서 분비되는 일산화질소(NO)가 분해되어 동맥이 강하게 연축(spasm)을 일으킬 수 있기 때문입니다. 뇌동맥류의 호발부위는 전교통동맥, 중대뇌동맥, 내경동맥과 후대뇌동맥의 분기부입니다. 전교통동맥류로 인한 거미막밑 출혈에서는 전두엽 경색이 자주 일어납니다. 전두엽 경색 환자는 자발성이 저하되고 씹으려는 운동도 시작되지 않게 됩니다. 섭식연하기능뿐만 아니라 보행이나 일상생활동작에도 장애가 생겨 꼼짝않고 가만히 있는 일이 많아집니다. 그러나, 남의 이야기를 듣고 이해하는 기능은 저하되지 않기 때문에 인격을 손상시키는 발언이나 행동은 삼가야 합니다. 다행히도 저작기능이 호전되는 경우가 많기 때문에 끈기있게 치료하는 것이 중요합니다.

II. 저작장애 환자의 기능훈련

　기질적 장애로 관절구축이 발생한 경우에는 간접적 연하훈련으로서 턱관절의 수동적 신전 및 자발적인 운동범위 훈련(개구 훈련)을 시행합니다. 근력저하가 있으면 설압자를 사용하여 저작근이나 설근에 근력강화 훈련을 시행합니다. 또한 마른 오징어를 씹도록 하거나, 발성(특히, "이~"라고) 훈련을 함께 시행하여 저작근을 훈련합니다. 설근의 운동으로서 '다 , '나 , '라 가 들어간 어구의 발성과 구음 훈련을 시행합니다. 윗입술이나 입꼬리(구각)을 혀로 핥는 동작을 통해 혀를 잘 움직이게 하는 훈련도 중요합니다. 전두엽 장애에서는 훈련 그 자체를 수행하기 어려운 경우가 적지 않습니다. 그래서, 노래를 부르는 등 재미있는 활동을 도입하여 뇌의 자 극을 증가시킵니다. 개구가 잘 안되는 환자에게는 자루가 긴 스푼이나 설압자를 사용해서 K포인트(하악 대구 치의 후외측)를 자극하면 쉽게 입을 벌립니다. K-포인트는 코지마 찌에꼬 선생이 발견한 자극점인데 코지마 선생의 이름 첫 글자를 따서 K-포인트라고 불립니다. 집중적인 기능훈련을 시행해도 좀처럼 호전을 보이지 않 던 환자가 어느 날 갑자기 구강운동을 할 수 있게 되는 경우도 있습니다.

III. 식사에 대한 고려사항

거의 씹을 수 없는 환자에게는 기본적으로 씹지 않고 통째로 넘길 수 있는 연하장애식을 사용하게 됩니다. 씹지 않으면 먹을 수 없는 음식을 식사에 사용하면 환자에게 스트레스가 되기 때문입니다. 갈은 음식이 다진 음식과 다르다는 점은 앞에서 이미 기술하였습니다. 가열해서 부드럽게 만든 음식으로 응집력을 높인 것이나 믹서식 등이 좋겠지요. 혀를 절제한 환자나 혀 운동 장애가 있는 환자에게는 자루가 긴 숟가락이나 특수한 기 구(개량주사 통 등)로 음식물을 설근부까지 운반하는 것이 필요합니다.

 Coffee Break   메밀국수, 우동(국수)

면을 먹을 때는 일본사람들은 소리를 내어 후루룩 먹습니다. 이때 입술은 「우」를 내는 모양으로 해서 빨아 넘 깁니다. 그러나 외국인에게는 이 같이 후루룩 빨아 넘기는 동작이 어려운 모양입니다. 일본인과 마찬가지로 면문화가 발전되어 있는 태국에서는 소리를 내어 후루룩 먹는 것은 예의에 어긋난다고 합니다. 연하장애인 에게는 메밀국수나 우동은 위험한데, 이것은 길기 때문에 금지하는 것만은 아닙니다. 어떤 사람들은 후루룩 넘기면 구강준비기 없이 면이 인두로 도달한다고 오해하여 잘 삼킬 수 있으리라고 착각하기도 합니다. 그러 나 면은 후루룩 빨아서 입에 넣더라도 구강 내에서 반드시 씹게 됩니다. 국수는 씹지 않고 통째로 삼키는 음 식이 아닙니다. 연하장애인에게 면 종류 음식이 어려운 것은 흩어져서 식괴 형성이 잘 안되기 때문입니다. '죽어도 면을 먹고 싶다' 는 연하장애 환자도 있습니다. 이런 분들을 위해 점도가 있으면서 식괴 형성이 잘 되는 면이 하루 속히 개발되기를 바랍니다.

36 치과의사에게 제작을 의뢰하는 기능 보조 장치란?

I. 연하장애의 기능보조장치

연하장애의 치료에는 연하훈련, 음식물 형태의 조정, 섭식 자세 조정 등을 보통 시행하지만, 일부 환자에게는 식사할 때 기능보조장치를 사용함으로써 기능이 호전되는 경우가 있습니다. 그 하나가 연구개 거상장치 (Palatal Lift Prosthesis: PLP)로 구강운반기에 연구개의 거상이 불완전하여 비인강이 완전히 폐쇄되지 않는 환자에게 사용됩니다. 또 하나는 설접촉보조장치(Palatal Augmentation Prosthesis: PAP)로 구강, 인두 종양의 수술 후 환자 등에서 혀 기능이 저하된 경우나 혀의 절제술을 받은 환자가 사용하는데 '연하보조장치' 라고도 부릅니다. 여기서는 이들 기능보조장치에 관하여 설명하겠습니다.

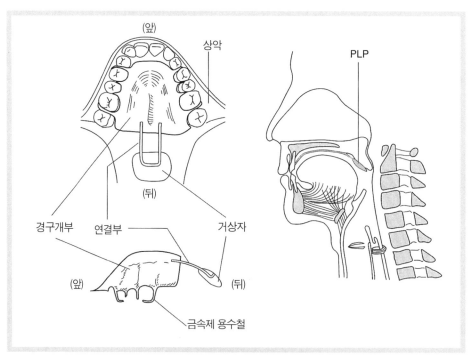

그림 3-23 **연구개거상장치(PLP)**

II. 연구개 거상장치

연구개의 거상이 불완전하여 비인강이 완전히 폐쇄되지 않는 환자의 경우 발성할 때 비음(콧소리)이 납니다. 비음을 쉽게 설명하면 '가' 라고 발음하려 할 때 '하' 처럼 들리는 경우입니다. 정상적으로는 '가' 소리를 낼 때에는 비인강을 폐쇄하고 음이 입에서 나오게 하는데 공기가 비인강으로 새면 '하' 와 비슷한 소리로 바뀌고 맙니다. 원래 PLP는 이와 같은 콧소리을 내는 환자에게 발음을 개선하려는 목적으로 만든 장치입니다. 비인강이 완전히 폐쇄되지 않는 환자는 삼킬 때 음식물이 비인강쪽으로 역류하는 경우가 있기 때문에 이를 방지하게 위해 PLP가 사용됩니다. 부분 틀니 같은 모양을 하고 있는데 금속제 용수철로 윗어금니에 걸어서 사용합니다(그림 3-23). 이 장치는 경구개를 덮는 경구개부와 연구개를 후상방으로 들어 올리기 위한 부분(거상자, 擧上子), 이들을 연결하는 연결부로 구성되어 있습니다. 거상자는 폭 2 cm, 길이 1.5 cm 두께 0.5 cm 정도의 반원형 물체로서, 재료는 부드러운 재질(orthoresin)로 되어 있습니다.

연구개가 들려 인두후벽에 접촉하도록 거상자의 위치를 조정합니다. 거상자를 너무 올려서 비인강을 완전히 폐쇄하면 코 막힌 느낌이 생기므로 신중하게 높이를 조정해야 합니다.

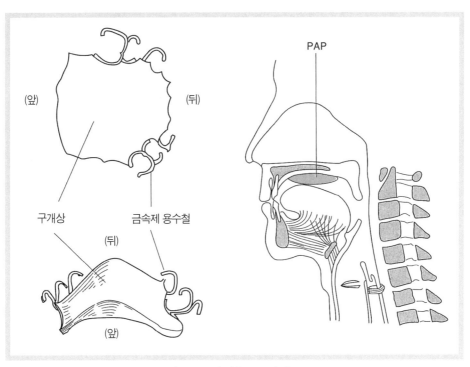

그림 3-24 설 접촉 보조장치(PAP)

III. 설 접촉 보조장치

건강한 사람의 구강운반기에는 먼저 혀끝을 상악부의 경구개에 눌러 붙이고, 이어서 혀의 근육이 뒤쪽으로 수축함으로써 음식물을 후방으로 운반합니다. 혀 기능이 저하된 경우나 설 절제술 후에 재건술을 시행한 환자에게는 이 기능이 저하되어 있습니다. 혀가 경구개에 잘 접촉되지 않기 때문에 음식물을 후방으로 이동하기가 어렵습니다. PAP는 이와 같은 환자에게 혀와 경구개의 접촉을 도와주는 장치입니다. 단, 혀가 경구개를 직접적으로 눌러 붙이지 않고 경구개 밑에 두꺼운 재질을 두어서 상악부에 대한 압력을 미치기 쉽도록 한 것입니다(그림 3-24).

장치의 모양은 마우스 피스와 같이 둥글게 생겼으며 PLP와 같은 모양의 용수철로 상악의 어금니에 걸도록 되어 있습니다. PAP를 사용하면 삼킬 때 음식물을 입 안에서 컨트롤하기 쉬워진다는 이점이 있습니다. 구음장애 환자에게도 사용되어 '다', '나', '라' 등 혀를 경구개에 접촉하는 소리를 발음하기 쉽도록 해 줍니다.

MEMO 구음장애와 발성장애 >>>

연하장애 환자가 구음장애나 발성장애를 동반하는 경우가 많다는 것은 이미 여러 번 언급하였습니다. 발성장애는 성대의 움직임이 나쁘거나 성대에 종양이 생긴 경우에 일어나는데, 발성할 때 음이 나오지 않거나 쉰소리가 나는 장애입니다. 한편, 구음 장애는 성대를 통과한 음을 인두나 구강, 비강의 운동에 의해 소리를 형성하는 데에 문제가 있는 장애이며, 이들 기관의 운동장애나 형태장애 때문에 일어납니다. 운동장애에는 마비성 질환과 소뇌성 실조가 있는데, 연하장애를 일으키기 쉬운 것은 전자입니다.

콧소리는 구음장애의 하나로서, 연구개의 거상에 장애가 있어서 비인강이 열린 채로 있을 때에 생깁니다. 최근에는 코마개 형태의 장치가 오카야마(岡山) 대학에서 개발되어 콧소리 환자에게 사용되고 있습니다. 대화 명료도가 높아지기 때문에 수다스러운 환자들에게 호평을 받고 있습니다. 숨 쉬기가 약간 답답해져서 말 수가 적은 사람들은 사용하기 힘들다고 합니다.

37 연하반사에 문제가 있는 경우에는 어떻게 하나요?

I. 연하반사에 장애를 일으키는 원인

인두기에 장애가 있어서 연하반사가 잘 일어나지 않는 환자들 중에 많은 분들은 연수를 비롯한 뇌간에 문제가 생긴 분들입니다. 연하반사, 특히 후두거상에 관련된 뇌신경핵에 문제가 생기면 심각한 문제로 이어지는데, 이것을 구마비(球痲痺, bulbar palsy)라고 합니다. 또한 다발성 뇌경색과 같이 대뇌 반구의 여러 곳에 문제가 발생한 경우에도 근력이 저하되고 후두 거상의 타이밍이 지연됩니다. 단, 이 경우에는 반사궁에는 장애가 없기 때문에 좀 늦게 일어나긴 하지만 연하 반사가 일어날 때 후두거상 자체에는 문제가 적은 것 같습니다. 이와 같은 유형의 장애를 가성구마비(假性球痲痺, pseudobulbar palsy)라고 부릅니다.

표 3-12 연하반사 유발법

방법	구체적 내용
공연하[47](침 삼키기) 훈련	타액을 삼키도록 여러 번 시도한다. 한번도 연하가 안되는 경우나 지적 기능에 장애가 있는 경우는 효과가 없음
멘델존 수기	삼키도록 지시하면서 수발인 또는 환자 자신의 손으로 갑상연골을 꽉 쥐고 후두를 위로 들어올리는 방법. 후두를 거상 위치로 유지할 수 있도록 반복적으로 연습하여 후두거상을 본인이 느낄 수 있도록 함
K point 자극	자루가 긴 숟가락이나 면봉, 설압자 등을 사용하여 하악대구치의 후외측(K Point)을 자극하면 연하반사가 유발된다. 구마비 외에는 유용하다.
한냉 자극법	얼음물에 적신 면봉으로 연구개나 중인두를 문질러 연하반사 유발을 시도하는 방법
신맛 자극	레몬즙이나 50% 구연산을 입안에 떨어뜨려 그 신맛으로 연하반사를 발하는 방법
Shaker 운동	Shaker가 고안한 두부거상훈련법. 앙와위로 어깨를 바닥에 댄 상태로 다리가 보이도록 고개만 드는 방법. 1분간 지속- 1분간 휴식을 수십번 반복한다.[48] 후두거상근(설골상 근육군, 갑상설골근)을 강화하는 것이 목적임
튜브 연하훈련	간헐적 경구식도(OE) 영양법을 행하고 있을 때 사용하는 튜브를 입에서 여러 번 반복하여 삼키도록 한다.
근전도 바이오피드백	설골상 근육군에 표면전극을 설치하여 청각(소리) 또는 시각(오시로스코프에 보이는 파형)적 피드백을 통해 연하운동을 촉진하는 방법
전기자극	설곡상근군에 전기자극을 주어 수축시키는 방법. 표면 근전도를 병용하여 환자의 의도적인 근수축이 기록되면 자극이 시작되도록 설정한 방법이 효과적임

47 음식 없이 침만 삼키는 행위를 영어로는 'empty swallow' 라고 표현하는데, 일본에서는 이것을 직역하여 '공연하(空嚥下)' 라는 용어를 사용하고 있다. 그러나, 국내에는 잘 사용되지 않는 용어로 본서에서는 대부분 '침 삼키기' 로 옮겼다. (역자 주)

48 원래 소개된 방법은 등척성 수축으로서 1분 수축-1분 휴식을 총 3회 반복한 후, 등장성 수축으로 30회를 시행하는 것이다. 본서에 소개된 것은 상황에 맞게 약간 변형한 것으로 보인다. (역자 주)

다발성 뇌경색과 마찬가지로 연하운동이 잘 일어나지 않는 질환으로는, 전두엽의 병변(뇌경색 등)과 파킨슨병을 들 수 있습니다. 기본적으로 구강준비기와 구강운반기의 이상인데, 얼핏 보기에는 연하반사가 일어나기 어렵지 않은 것처럼 보입니다. 이 경우에는 음식물이 후두개곡에 유입되면 무의식적으로 연하 반사가 일어납니다. 타액도 자연히 넘어가게 됩니다.

Ⅱ. 연하반사의 유발

뇌간부의 뇌신경핵이 양측성 장애를 입으면 반사궁 그 자체가 끊어져 있기 때문에 연하반사가 유발 되기가 극히 어려운 상황이 됩니다. 이처럼 후두거상이 일어나기 어려운 환자에게 연하반사를 확실하게 개선시킬 수 있는 방법은 거의 없다고 해도 과언은 아닐 것입니다.

연하반사를 유발하기 위해서 현재 몇 가지 방법이 시도되고 있습니다(표 3-12). 아직 100% 만족할 수 있는 방법은 없습니다만, K Point 자극이나 신맛자극, 얼음 핥기 등은 실제로 흔히 사용되고 있습니다. Shaker 운동도 문헌상 효력이 있다고 보고되어 있습니다.

> **MEMO 전기자극 치료** >>>
>
> 재활의학적 치료에서는 흔히 전기자극이 치료에 사용됩니다. 크게 나누면 ① 통증에 대한 치료법 ② 골격근을 자극하는 방법으로 나눌 수 있습니다. 후자는 다시 ① 마비나 폐용성 근력저하에 빠진 골격근을 회복시키기 위한 치료적 자극(Therapeutic Electrical Stimulation TES)과 ② 근육을 자극해서 보상적으로 기능을 높여 주는 기능적 자극 (Functional Electrical Stimularion, FES)로 나누어 집니다.
>
> 연하장애의 치료로서는 TES 및 FES 둘 다를 고려할 수 있으나 지금까지 확립된 방법은 없습니다. 연구가 진행중이며 마비 또는 폐용성 근력저하에 빠진 설골상 근육군에 대하여 20Hz 전후의 전기자극을 주어서 연하반사의 개선을 가져올 수 있을지 여부가 주목받고 있습니다.

38 윤상인두근 이완부전을 알아 둡시다

I. 윤상인두근 이완부전의 원인

    윤상인두근은 하인두 수축근(inferior pharyngeal constrictor)의 일부로서 식도 입구부에 위치하고 있습니다 (그림 3-25). 식사를 하지 않을 때는 수축하고 있기 때문에 평상시 식도입구부는 닫혀 있습니다. 후두가 위쪽 으로 들리면 윤상인두근이 이완되어 식괴가 식도로 들어갑니다. 후두가 정상적으로 거상됨에도 불구하고 윤 상인두근이 이완되지 않는 상태를 '윤상인두근 이완부전' 이라 부릅니다. 연수를 비롯한 뇌간부에 이상이 있는 경우(구마비)에 흔히 관찰되는데, 그 대표적인 질환은 외측연수경색, 즉, 왈렌버그(Wallenberg) 증후군입니다. 그밖에 말초신경 질환이나 근육병에서도 볼 수 있습니다. 다발성 뇌경색이나 폐용성 근력저하 등에 의해서 후 두거상이 저하되어 있는 경우에도 식도입구부가 잘 열리지 않으나, 이런 경우는 엄밀하게 말해서 윤상인두근 이완부전이라고 부르지 않습니다.

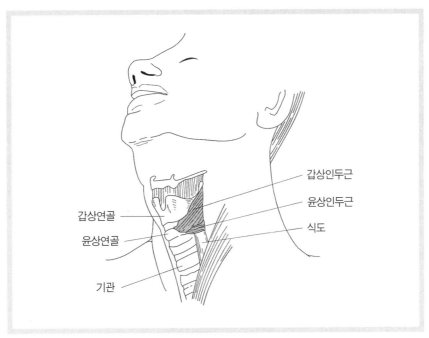

그림 3-25 하인두 수축근
갑상인두근과 윤상인두근을 합쳐서 하인두수축근이라 한다. 윤상인두근은 식도입구부의 수축과 이완 을 조절한다.

II. 윤상인두근 이완부전의 확인

비디오투시 연하검사(VFS)를 시행한 후 비디오 영상을 재생해 보면서 확인합니다. 이 경우 후두거상(laryngeal elevation)이 정상적인지도 확인해야 합니다. 후두거상이 안 되는 환자에게는 윤상인두근 절단술을 시행하더라도 연하기능이 개선되지 않기 때문에 주의가 필요합니다. 윤상인두근 이완부전은 연하내시경검사(FEES)에서는 진단할 수 없다는 것을 반드시 기억하세요.

III. 윤상인두근 이완부전은 호전될 수 있는가?

옛날에는 윤상인두근 이완부전이라는 진단이 내려지면 윤상인두근 절단술을 시행하였습니다. 그러나 연하장애의 재활 프로그램이 널리 보급되어 연하훈련이 활발하게 시행하면서부터 윤상인두근 이완부전도 재활훈련을 통해 비교적 잘 낫는다는 것을 알게 되었습니다. 왈렌버그 증후군에서도 급성기에는 전혀 섭식불가능했던 환자 중 70% 이상이 재활치료만으로도 식사를 할 수 있게 됩니다.

IV. 연하훈련으로 사용되는 방법

연하훈련의 방법에는 이미 설명한 멘델존 수기나 Shaker법, 경부돌출법 등이 있습니다. 다발근육염 등의 근육병의 경우에는 질환이 진행하는 시기에 과도한 근력훈련을 시행하면 오히려 장애의 진행을 조장할 우려가 있으므로 약제의 효과가 충분히 나타난 이후로 훈련을 미루어야 합니다.

효과가 기대되는 방법의 하나로, 풍선 확장술을 들 수 있습니다(그림 3-26). 이것은 방광에 유치하는 풍선 카테터를 이용하는 것인데 간헐적 경구식도 영양법과 같은 방법으로 입을 통해 도관을 삼키게 합니다. 윤상인두근이 있는 위치를 확실하게 지난 다음 풍선에 물을 주입하여 팽창시키고 천천히 잡아 당겨서 식도입구부를 확장합니다. 맨 처음 시행할 때는 VFS 검사를 할 때 조영제 넣은 튜브를 삼키게 하여 윤상인두근의 위치를 확인하고 잡아 당겨 뺄 수 있는 주입량을 결정합니다. 하루에 몇 번씩 시행하고, 개선되는 상태에 따라서 주입하는 물의 양을 서서히 증가 시킵니다.

V. 윤상인두근 보툴리눔 독소 주사

최근에 도입된 방법으로서 보툴리눔(Botulinum) 독소를 사용한 윤상인두근 차단술이 있습니다. 보툴리눔 독소로 윤상인두근의 신경근 접합부를 차단함으로써 근육 수축력을 약화시키는 방법입니다. 시술 방법을 익

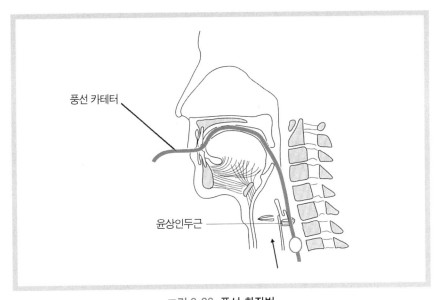

그림 3-26 풍선 확장법
풍선 부분을 식도 입구부(윤상인두근부)를 넘어선 위치까지 삽입하여 팽창시킨 후 당겨 올린다.

히는 것이 쉽지는 않지만, 일단 숙련이 되면 간단하게 좋은 결과를 얻을 수 있습니다.

VI. 윤상인두근 절단술

재활치료를 통해 충분한 효과를 얻지 못하면 수술 시행을 검토합니다. 구체적으로는 윤상인두근 절단술인데, 이 수술만으로 기능이 호전될 것으로 판단되는 환자라면 이미 앞에서 기술한 방법으로 호전될 수 있습니다. 따라서, 윤상인두근 절단술을 시행하는 경우는 후두 끌어올리기 수술 등 다른 수술과 병행해서 시행할 필요가 있는 환자입니다. 윤상인두근 이완부전뿐만 아니라 후두거상도 불충분하거나 연하의 타이밍이 좋지 않은 경우입니다.

39 위조루술은 어떤 사람에게 시행하는가?

I. 경피적 내시경적 위조루술 (Percutaneous endoscopic gastrostomy, PEG)

경구적으로 섭식이 곤란하게 된 경우에는 경비위 경관영양법을 장기간 동안 지속하는 것이 바람직하지 않다는 것은 이미 이야기하였습니다. 그래서 양호한 영양상태를 보장하기 위해서는 특별한 사정이 없는 한 간헐적 경관영양법을 시행하거나, 위조루술 등의 수술적 방법을 선택하게 됩니다. 위루란 복벽에 구멍을 뚫어 위에 관을 꽂는 방법입니다. 옛날에는 개복수술로 관을 삽입했는데 최근에는 내시경적으로 위루를 만드는 경피적 내시경적 위조루술(PEG)이 주류가 되어 있습니다. PEG는 국소마취로 시술할 수 있으며 비교적 침습성이 낮습니다. 캐뉼러는 단추형과 튜브형이 있는데 각각에는 뱀퍼와 풍선이 있습니다. 어느 것도 불쾌감이 없고 목욕도 할 수 있는데, 단추형 캐뉼러에서는 튜브가 보이지 않기 때문에 환자가 튜브를 뽑을 가능성이 적다는 장점이 있습니다(그림 3-27). PEG시술을 받는 환자는 해마다 늘고 있습니다.

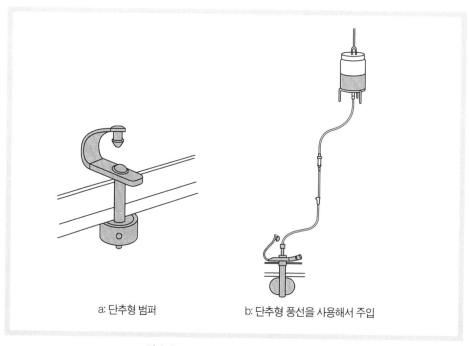

a: 단추형 범퍼   b: 단추형 풍선을 사용해서 주입

그림 3-27 PEG에 사용되는 단추형 캐뉼러

II. 경피적 내시경적 위조루술(PEG)의 적응증

간편하다고 해서 PEG를 이사람 저사람 가리지 않고 시행한다면 잘못된 것입니다. 본래 PEG는 ① 입으로 음식을 먹고 싶으나 비위관이 방해가 된다고 판단하는 경우 또는 ② 경비위 경관영양법이 원인이 되어서 흡인성 폐렴이 발병한 경우에 시행합니다. 발열도 없고 전신상태도 양호한 환자가 경비위 경관영양법을 싫어하지도 않고 입으로 먹기를 강하게 원하지 않는데 PEG를 시행할 필요는 없습니다.

경비위 경관영양법의 여러 단점에 대해서는 제 20항에서 이미 설명했는데, 그 중에도 세균 감염의 기회가 증가한다는 점도 언급했습니다. 그러나 PEG로 변경하면 흡인성 폐렴이 감소한다는 증거는 아직 없습니다. 그 것은 구강의 청결 상태에 달린 문제라고 생각합니다. 구강 관리가 잘 되지 않는 시설이나 의료기관에서는 PEG로 변경했다고 해서 감염의 기회가 감소하지 않겠지요. 연하장애의 환자에게 PEG를 설치하면 연하훈련을 시행하는 것이 더 유리한데, 실제로는 PEG를 설치하면 모든 것이 끝났다고 생각하여 연하훈련을 포기하는 병원도 있습니다. 고도로 진행된 치매나 의식의 장애가 있다면 어쩔 수 없겠지만, 입으로 섭식할 가능성이 남아 있는 환자들을 방치하는 것은 있을 수 없는 일입니다(그림 3-28).

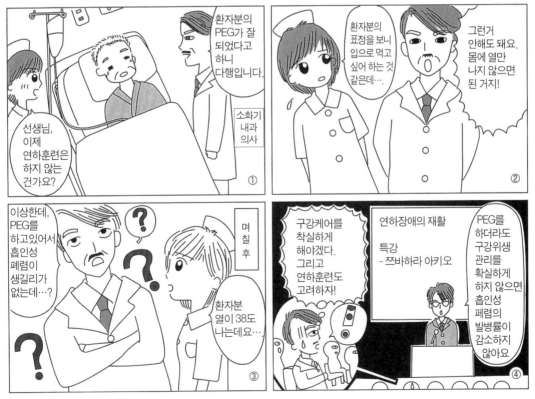

그림 3-28 PEG 시행 후 구강케어와 연하 훈련의 중요성

III. 경피적 내시경적 위조루술(PEG)을 시행할 수 없는 경우는?

해외에서는 PEG에 대한 저항감이 적은지, 아니면 의료비의 문제인지 모르지만 쉽게 시술을 시행하는 것 같습니다. 그러나 일본에서는 배에 구멍을 뚫는 것에 대한 거부함이 커서 PEG를 시행하지 못하는 경우가 많습니다.[49] 환자에게 PEG의 장점과 경비위 경관영양법의 단점을 충분히 설명하는 것이 중요합니다. 이밖에도 PEG를 시행할 수 없는 경우가 있습니다. 예컨대 위암 때문에 위절제술을 받은 경우나 위와 복벽 사이에 장관이 들어가 있는 경우, 극도의 비만이나 복수가 있는 경우, 출혈 경향이 있는 경우 등 입니다. 위절제술을 이미 받은 환자는 장루조설술을 시행하는데, 위와 복벽 사이에 장관이 들어가 있는 경우에는 개복에 의한 위조루술을 할 것인지 검토해야 합니다. 최근에는 경피경식도 위관삽입술(Percutaneous Esophageal Gastro-Tubing: PEG)을 시행하는 환자들이 조금씩 늘고 있습니다. 캐뉼러(cannula)가 목에 있으면 복부에 있는 것보다는 불편하지만, 후두 근처에 관이 있는 것은 아니므로 큰 결점은 아닌 것 같습니다. 위조루술을 시행하고 나면 모든 것이 해결된다고 할 수는 없습니다. 위루는 경비위 경관영양법과 마찬가지로 유동식의 주입시간을 단축할 수는 없습니다. 고단백 유동식의 경우 200ml을 주입하는데 약 1시간을 필요로 한다는 사실을 꼭 기억해야 합니다. 경장 영양제가 발달하면서 설사는 다소 감소했지만, 주입속도를 빨리하면 위식도 역류증이나 구토를 일으킬 위험성이 있기 때문입니다.

---

49 이에 대해서는 우리나라도 일본과 상황이 비슷하다. (역자 주)

40 위장의 기능에 관해서도 공부하시기 바랍니다

I. 고단백 유동식은 빨리 주입할 수 없다

위(胃)의 기능이 섭식 연하와는 무관하다고 생각하는 분들이 있을지 모르겠으나, 잠깐 참고 읽어 주시기 바랍니다. 여러분은 오렌지 주스 한 컵을 단숨에 마셔버려도 아무렇지도 않겠지요. 그러나 위루나 경비위 경관 영양법에 의해 고단백 유동식을 주입하여 영양을 섭취하고 있는 장애인의 경우에는 400ml의 유동식을 단시간에 주입하게 되면, 설사나 위식도 역류증, 구토를 일으킬 위험성이 커집니다. 그래서 1시간 또는 2시간 이상에 걸쳐 천천히 주입하지 않으면 안되는 것입니다. "아침, 점심, 저녁의 주입을 해야되니까 하루 종일 침대에 누워서 휠체어는 탈 시간이 없겠구나" 라고 말하는 것도 무리는 아닌 것 같습니다. 그렇다면, 조금 전에 언급한 것처럼 입에서 단숨에 삼키는 것과 무엇이 다른 걸까요? 고단백 유동식이 아니고 오렌지 주스를 주입하더라도 마찬가지 입니다. 왜 이 같은 증상을 일으킬 위험성이 높은 것일까요?

이번 장에서는 위장의 기능과 이상에 대해서 조금만 공부했으면 합니다. 그 하나는 정상적인 위가 가지고 있는 소화 활동, 즉 '수용성 이완' 과 '율동적 수축' 입니다. 그리고 또 하나는 음식물이 튜브에서 직접적으로 위에 들어갈 때 생기는 덤핑 증후군입니다.

II. 위의 수용성 이완과 율동적 수축

건강한 사람의 위(胃)의 근위부, 즉, 분문에서 위저부에는 '수용성 이완(receptive relaxation)' 이라고 부르는 반사가 존재합니다. 음식물이 입을 통해 인두와 식도를 통과하면 위가 확장되어 받아 들이기 쉽게 되는 반응입니다. 이 반사를 유발하는 수용체는 구강, 인두, 식도에 존재한다고 합니다. 그 정보는 연수의 고립로핵(孤立路核, nucleus tractus solitarius)으로 보내져 미주신경 배측핵에서 미주신경을 따라 억제성의 정보가 전달됩니다. 물론, 연하장애인의 경우에도 수용체를 자극하면 수용성 이완은 정상적으로 작동합니다. 그런데, 유감스럽게도 위루나 경비위 경관영양법의 경우에는 수용체를 자극하지 않고 음식물이 위(胃)로 직접 주입되어 버립니다. 따라서, 위가 확장되지 않은 상태에서 다량의 음식물이 내려가면 위내 압력이 높아져서 구토나 위식도 역류를 일으킬 위험성이 높아지는 것입니다.

위의 원위부, 즉, 위체상부에서 유문부에 이르는 부위는 '연동운동' 또는 '율동적 수축' 이라고 부르는 소화관 운동을 합니다. 이것은 위의 내용물을 섞어 주고 그것을 소장으로 적절하게 내보내는 운동입니다. 연동운동의 증감에 관여하는 인자에는 신경인자와 각종 소화관 호르몬에 의존하는 체액성 조절이 있습니다. 호르몬 중에서도 위 연동운동을 가장 강하게 항진시키는 것에는 가스트린(gastrin)이 있는데, 위벽이 음식물 때문에 신전되면 위벽에 존재하는 수용체가 작동하여 가스트린이 분비됩니다. 그 결과 위액의 분비가 촉진되어 연하운동이 일어나게 된다고 생각됩니다. 위액이 분비되기까지는 유문괄약근이 닫혀져 있습니다. 음식물이 위액과 섞여서 연동운동에 의해 분쇄되면 유문괄약근이 열려 음식물이 십이지장으로 운반됩니다. 위 내용물이 십이지장으로 이동하는 것은 음식물의 성질과 양에 따라 달라집니다. 음식물에 따른 차이로는 탄수화물, 단백질, 지방의 순으로 점점 느려집니다. 또한 삼투압이 낮은 음식물이나 액상의 음식물은 이동이 빨라집니다. 위루나 경비위 경관영양법을 할 때는 매우 천천히 유동식을 주입하도록 하는데 연동운동 면에서는 반드시 좋은 방법이라고는 할 수 없습니다. 위가 충분히 신전되지 않아서 가스트린이 잘 분비되지 않고, 이로 인해 위의 연동운동이 저하되는 경우가 있기 때문입니다. 그것이 결과적으로 위식도 역류증을 초래한다고 보는 사람도 있습니다. 수용성 이완이나 율동적 수축에 관련이 깊은 물질로는 시상하부 외측부의 신경세포에서 분비되는 섭식촉진 물질의 하나인 오렉신(orexin)이 주목받고 있습니다. 맛 있는 것에 식욕이 당기고, 좋아하는 디저트는 배가 부르더라도 '디저트 배는 따로 있다'고 하면서 먹을 수 있게 되는 것은 오렉신의 작용이라고도 합니다. 오렉신을 쥐의 측뇌실내에 투여하여 위의 수용성 이완과 연동운동을 관찰하였다는 보고도 있습니다.

III. 위루와 덤핑증후군

덤핑 증후군(dumping syndrome)이란 위전적출술(total gastrectomy)을 받은 환자가 수술 후에 발생하는 병적 상태로, 먹은 음식이 급속하게 소장으로 들어가서 발생하는 합병증입니다. 식은 땀이나 심계항진(두근거림), 어지럼증, 전신 무력감, 머리가 무거움, 복통, 설사, 복부불쾌감, 오심, 구토 등 여러 가지 증상을 보입니다.

위루나 경비위 경관영양법에 있어서 유동식을 급속히 주입한 경우에도 이와 비슷한 증상이 생깁니다. 수용성 이완이 전혀 되지 않는 위 속으로 유동식이 대량 유입되고, 유문부에서는 연동운동이 항진되어 발생됩니다. 즉, 유동식이 급속하게 소장으로 운반됨으로써 덤핑 증후군이 생기는 것입니다.

영양 성분이 급격히 흡수되거나 또는 흡수가 좋지 않아서 일어난다고 생각됩니다. 유동식에 포함된 성분에는 지방이 가장 크게 영향을 주는 것 같습니다. 음식물이 상부소화관을 급속히 통과하는데 담즙이나 췌장액의 분비가 시간적으로 늦어지게 되어, 단백질이나 지방의 소화흡수가 저하되어 설사를 일으킨다고 보고 있습니다. 또한 먹은 음식물이 위 안에 머물지 않고 한꺼번에 내려가기 때문에 필요 이상으로 인슐린이 분비되어 그 결과로 혈당치가 급격히 내려 가서 증상을 일으키기도 합니다.

IV. 유동식을 고형화하면 좋겠다는 발상은 지나치게 단순한 발상이다

최근에 와서 위루에서 주입한 유동식을 위 안에서 굳게 하면 문제가 없어질 것이라는 발상에서 여러 가지 제품이 시판되고 있습니다. 아직 확실하게 유용하다는 증거는 없는데 저는 지나친 논리의 비약을 피해야 한다고 생각합니다. 연동 운동 측면은 적당히 조절될 가능성이 있으나, 수용성 이완의 문제는 해결되지 않기 때문입니다. 음식물이 급속하게 소장에 보내지는 일은 없어진다고 해도, 수용성 이완이 일어나지 않으면 위의 내압이 높은 상태가 계속되므로 위식도 역류는 좋아지지 않을 가능성이 높습니다.

 Coffee Break | 먹는 일과 밖으로 내 보내는 일

이 교과서는 「먹는 일」을 취급하고 있는데, 잠시 실례를 하겠습니다. 여기서는 '내보내는 일'에 관해서 잡담을 해봅시다. 실은 의사는 환자의 배변에 관해서는 무지한 경우가 많습니다. 변비의 경우에는 하제나 좌약을 처방할 뿐이고 나머지는 간호사가 시행합니다. 장폐색이 되면 급하게 당황해서 수액 주사를 시작하는 형편이니, 관장이 얼마나 고통스러운 것인지 이해하지 못하는 의사가 많은 것 같습니다. 장애인이 퇴원한 후에는 결국 그 가족이 이 문제로 고생하게 됩니다. 연하장애가 있는 환자는 더욱 큰 일인데, 연하장애식의 준비에서부터 섭식의 수발, 배변, 배뇨에 이르기까지 눈에 띄지 않는 고생이 이만저만이 아닙니다. 소화관의 기능에 관한 의학적 연구가 좀 더 발전해야 할 것으로 생각합니다.

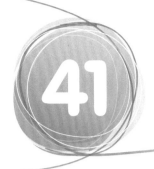

41 간헐적 경관 영양법

I. 간헐적 경관 영양법의 의의

식사를 입으로 전량 섭취 할 수 없는 환자에게 영양보급을 시행함에 있어서 경비위 경관영양법을 지속적으로 시행하는 것은 단점이 많다고 여러 번 이야기 해 왔습니다. 그래서 경피적 내시경적 위조루술(PEG)을 많이 시행하지만 이것또한 여러가지 결점을 갖고 있습니다. 유동식을 주입할 때만 카테터(튜브)를 삽입하는 '간헐적 경관영양법'은 어떨까요?

본인이 근무하는 병원의 재활의학과 병동에서는 이 방법을 사용하고 있습니다. 식사를 하지 않을 때에는 튜브가 인두에 있지 않기 때문에 감염의 기회가 증가하지 않을 뿐만 아니라, 제 20항에서 서술한 튜브의 악영향(표 3-1)을 걱정하지 않아도 되기 때문입니다. 그 외에 환자의 코에 튜브가 매달려 있지 않기 때문에 외관상 더 좋습니다(그림 3-29). 그러나 다른 병원에도 이 방법을 권장해 보았으나 일손이 많이 들기 때문에 시행하지 못하는 경우가 많은 것 같습니다.

II. 간헐적 경관영양법의 종류

튜브를 삽입하고 빼내는 것을 반복하는 점은 같지만, 삽입하는 경로에 따라서 코로 삽입하는 간헐적 경비경

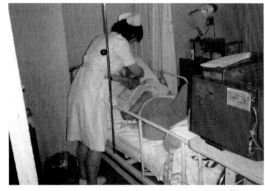

a: 유동식주입 직전에 간호사가 튜브를 삽입한다.[50]

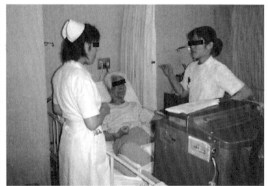

b: 유동식 주입이 종료되면 튜브를 제거한다.

그림 3-29 **간헐적 경관영양법**

50 일본에서는 비위관 삽입을 간호사가 담당하는 것 같다. 국내에는 의사가 시행하고 있다. (역자 주)

관영양법과 입으로 삽입하는 간헐적 경구경관영양법으로 구분할 수 있습니다. 또한 각각에 대해서 튜브의 끝이 위(胃)에 놓이는가 식도에 놓이는가에 따라 두가지로 대별됩니다. 예컨대 입으로 삽입하여 식도에 유지하는 경우에 간헐적 경구식도 경관영양법(intermittent oroesophageal tube feeding; IOE)입니다. 이 방법은 구강 넬라톤법이라고도 부르는데 적응만 잘되면 대단히 우수한 방법입니다. 코로 삽입하여 위에 관 끝을 유치하는 경우는 간헐적 경비위경관영양법(intermittent nasogastrie tube feeding; ING)인데, 지속적인 경비위경관영양법과 마찬가지로 유동식의 주입에는 긴 시간을 요합니다. 식도에 유치하는 경우에는 유동식의 주입시간을 단축할 수 있는데, 그 이유에 관해서는 다음에 기술하겠습니다.

III. 간헐적 경구강식도경관영양법(IOE)의 실제

IOE는 유동식이나 물을 주입할 때만 입으로 튜브를 넘기는 방법인데, 그 다음 튜브의 앞쪽 끝이 식도중앙부에 위치하게 한 상태로 주입을 시작합니다. 주로 지적 기능이 비교적 잘 유지되어 있는 환자가 대상이 됩니다. 또한 튜브를 자신이 삼킬 수 있다면, 그것이 연하 자체에 대한 훈련도 됩니다(그림 3-30)

간헐적 경비식도경관영양법(intermittent naso-esophageal tube feeding; INE)의 경우도 마찬가지로서, 튜브의 끝을 식도에 위치시키면 유동식의 주입속도를 빠르게 할 수가 있습니다. 그것은 유동식이 식도 중앙부에서

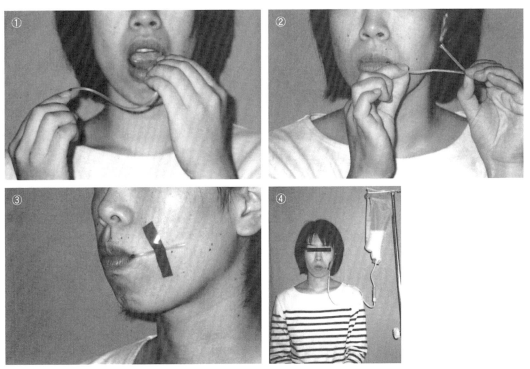

그림 3-30 **간헐적 경구위영양법(IOE)**
입에서 튜브를 식도까지 삽입하여 고정시킨다. 유동식 주입이 끝나면 튜브를 빼낸다.

하부식도를 통과하기 때문인데, 이 때에 식도에 존재하는 수용체를 자극해서 위의 '수용성 이완' 을 일으킨다고 생각합니다. 앞장에서 설명한 것과 같이, 수용성 이완이 발생하면 위내압이 감소하므로 구토나 위식도 역류가 잘 발생하지 않게 됩니다. 또한 위내압이 낮은 상태에서는 위의 원위부에서 연동운동이 일어나도 유동식이 급속하게 소장으로 운반되는 일은 없는 것 같습니다. 그때문에 덤핑 증후군의 증상(식은땀, 두근거림, 어지러움, 전신 무력감, 머리 무거움, 복통, 설사, 복부불쾌감, 오심, 구토 등)도 발생하지 않습니다.

Ⅳ. 간헐적 경구강식도경관영양법(IOE)의 적용

IOE나 INE는 연하장애가 호전될 것으로 기대되는 환자에게 시행합니다. 단, 발병 초기에는 예후를 판단하기 어려운 경우도 많으므로, 연하훈련을 시행하는 환자에게 적용할 수 있습니다. 입원기간 중에 식사를 전량 섭취할 수 없다면 퇴원 전에 PEG로 변경하는 것이 좋다고 생각합니다. 자택에서 IOE를 계속하고 있는 환자도 있는데, 지적 기능이 정상이고 꼼꼼한 성격이 아니면 위험성이 있다고 생각해야 합니다.

IOE는 구역반사가 저하된 환자가 아니면 시행하지 않는데, 중증의 연하장애가 있으면 구역반사가 약한 경우가 많습니다. 인두반사가 남아 있거나 항진되어 있으면 INE를 합니다. IOE와 INE 중에서는 튜브의 삽입각도를 고려할 때 INE 시행시 잘못해서 후두로 들어갈 위험성이 큽니다. 그러나, 의료진은 코로 삽입하는 것에 익숙하므로 INE를 선택하는 경우가 적지 않습니다. 어느 쪽이든 의료진의 협력이 필요합니다. 유동식이나 물의 주입은 하루에 5번 이상 시행하게 되어 있으므로 간호사의 도움이 없으면 할 수 없습니다. 기술적인 지도와 직원의 열의가 없으면 불가능합니다.

IOE나 INE를 처음 시행할때는 비디오투시 연하검사(VFS)로 튜브의 위치와 주입 상황을 확인합니다. 식도 하부에 협착이 있는 경우나 심한 위식도역류, 식도 열공성 탈장이 있으면 적용할 수 없습니다.

MEMO 경비위관을 삽입할 때 고개 방향 >>>

INE를 시행하는 경우나, 부득이 지속적인 경비위경관영양법을 시행할 때에는 비강에서 인두, 식도를 통과하여 위까지 튜브를 삽입하는 동작이 필요하게 됩니다. 이 삽입법을 시행할 때 연하장애인의 섭식법과 반대로 생각하면 됩니다. 즉 삽입하는 비강의 반대쪽으로 고개를 돌리는 것이 중요합니다. 좌측의 비강에서 튜브를 삽입하는 경우에는, 고개를 오른쪽으로 돌려서 삽입하면 잘 들어갑니다.

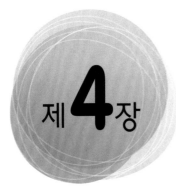

제**4**장

질환별 연하장애 치료법

뇌혈관 장애 급성기의 연하장애

I. 질병의 이해

　뇌혈관장애(뇌졸중)는 일본에서 3대 사망원인의 하나로서 빈도가 높은 질환입니다. 유형을 크게 분류하면 ①뇌경색 ②뇌출혈 ③거미막밑출혈로 나눌 수 있습니다. 뇌경색은 뇌의 동맥이 폐색되는 질환으로, 산소가 운반되지 않는 영역의 뇌조직이 괴사되고 맙니다. 동맥경화나 당뇨병 등이 위험 요소인데, 최근에 서서히 증가하는 경향을 보이고 있습니다. 그리고 뇌의 큰 혈관이 그자리에서 막히는 죽종(atheroma) 혈전성 뇌경색, 심장에서 만들어진 핏덩어리(색전)가 혈류를 타고 뇌로 와서 혈관을 막는 심원성(cardiogenic) 뇌색전증, 뇌의 작은 혈관이 폐색하는 열공성(lacunar) 경색으로 나눌 수 있습니다.

　한편 뇌출혈은 뇌동맥이 파열하여 출혈이 되면서 그 혈종(hematoma)이 뇌를 압박하는 질환으로 많은 경우 고혈압이 원인입니다. 뇌경색, 뇌출혈 모두 손상을 입은 뇌의 부위에 따라 증상이 다른데, 손상 범위가 넓으면 의식장애를 일으킵니다. 의식이 돌아와도 일반적으로 오른쪽이나 왼쪽의 상하지에 운동마비(편마비)를 일으킵니다. 거미막밑출혈은 뇌의 밖을 싸고 있는 거미막밑 공간에 출혈이 생기는 질환인데 주로 뇌동맥류가 파열하면서 발병합니다. 이 역시 심한 경우에는 의식장애를 동반합니다. 더구나 뇌의 동맥에 연축이 생겨 뇌경색이 발생하는 경우도 있습니다(그림 4-1).

II. 뇌혈관장애의 급성기 치료

　급성기에는 안정을 취하는 것이 원칙인데, 중환자 집중치료실(intensive care unit: ICU)이나 뇌졸중 집중치료병동(stroke care unit: SCU)에서 관리합니다. 호흡기나 순환기에 문제가 있는 경우에는 우선 생명을 구하기 위해 치료를 하게 됩니다. 인공호흡기를 사용한 호흡관리나 기관절개술이 필요한 경우도 있습니다. 심한 고혈압이 있으면 혈압강하제를 사용하여 혈압을 관리합니다. 뇌출혈에서는 출혈량이 많은 경우에 CT 등을 통해 뇌정위적(stereotaxic) 혈종흡인술을 시행합니다. 거미막밑출혈의 경우에도 혈종제거술과 뇌동맥류의 클립핑을 시행합니다. 뇌경색의 경우 발병 후 3시간 이내에 치료가 시작되면 혈전용해술을 시행합니다. 혈전을 녹이는 약(유로키나제 또는 t-PA)을 주입해서 막힌 혈관을 재개통시켜, 허혈 상태에 빠져 있는 뇌세포를 구하는 치료입니다. 뇌경색이 광범위하게 일어나면 뇌가 부으면서(뇌부종) 뇌 헤르니아(hernia)가 생길 수 있기 때문에 두개골을 떼어내는 감압술을 시행하기도 합니다.

　재활치료는 의식이 없어도 급성기부터 침상(bedside)에서 시작하여 폐용 증후군을 예방합니다(그림 4-2).

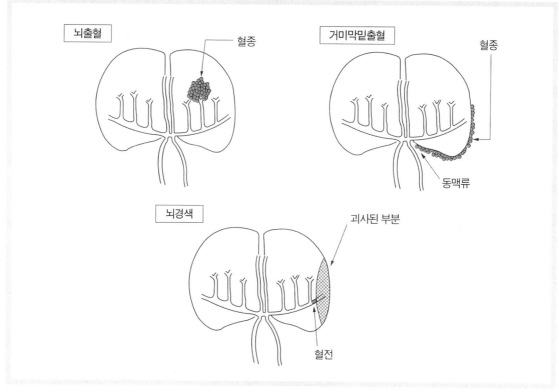

그림 4-1 **뇌 혈관장애의 분류**

예방해야 할 가장 중요한 폐용 증후군은 관절구축과 심부정맥 혈전증입니다. 아픈 쪽의 상하지는 물리치료사가 수동적으로 움직입니다. 성한 쪽은 의식이 없으면 수동적으로, 의식이 명료하면 자발적으로 움직이도록 하여 근력을 유지합니다.

III. 급성기의 연하장애 치료

연하장애가 만성기까지 지속되는 경우는 뇌간 병변 또는 광범위한 대뇌 장애가 있는 환자이나, 급성기에는 많은 환자에게 일과성으로 연하장애가 나타나게 됩니다. 그래서 보통 증상이 안정되기 까지 금식을 시킵니다. 그런데 이 시기에 식사를 안하고 있기 때문에 치아를 닦을 필요가 없다고 생각하는 의료인이 의외로 많은 것 같습니다. 구강케어의 중요성에 관해서는 이미 설명했지만, 우수한 SCU에서는 급성기부터 간호사나 치위생사(DH)가 꼼꼼하게 구강 관리를 시행하고 있습니다. 실제로 하루에 4~6번의 구강케어가 필요하게 됩니다.

타액이 후두 내로 유입될 정도로 중증 연하장애인 경우에는 환자의 자세를 잡는 것(positioning)이 중요합니다. 피열이나 성대의 움직임이 나쁜 쪽(마비쪽)을 위로 오게 한 측와위 또는 반측와위로 하고, 고개는 마비측으로 돌리도록 합니다.

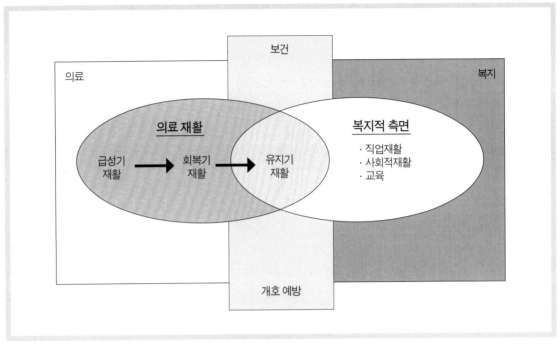

그림 4-2 재활에 있어서 의료 보건 복지

재활에는 의학적, 직업적, 사회적, 교육적 재활의 네 가지와 수발예방의 측면이 있습니다. 의학적 재활은 급성기, 회복기, 유지기로 나누는데, 유지기는 의료, 보건, 복지의 경계영역에 위치합니다.

발병초기에는 금식을 하는데, 운동마비가 아주 심하지 않으면 식사를 다시 시작하게 됩니다. 경구섭취가 안전한가의 여부를 판단하는 데에는 신체검사 소견이 중요합니다. 구체적인 방법에 관해서는 제 15 장에서 설명했지만, 개정 물마시기 검사(WST-R)와 반복 침삼키기검사(RSST)가 반드시 시행되어야 합니다.[51] 흡인의 위험성이 의심되는 경우에는 연하내시경검사(FEES)를 시행하는 것이 중요합니다. 비디오투시 연하검사(VFS)를 할 수 있으면 시행하지만 급성기에는 X-선 투시검사실까지 이동해서 검사를 시행할 수 없는 경우가 종종 있습니다. 진찰을 통해 경구 섭취가 가능하다고 판단되면, 우선 30°의 리클라이닝 자세로 베개를 높이고 턱을 아래로 당긴 자세로 식사를 하는 것이 안전합니다.

최근에 와서, 영양관리의 중요성 때문에 일찍부터 영양관리를 시작합니다. 섭식이 아직 불가능하다고 판단되는 경우에는 중심정맥영양을 시작하는 일도 적지 않습니다. 경관영양법을 시행하는 경우에는 간헐적 경관영양법을 사용하고, 지속적 경비위 경관영양법을 시행한다면 가능하면 가느다란 튜브를 사용하는 것이 좋습니다. 그것은 가능하면 튜브가 피열을 압박하는 것을 피하기 위해서입니다. 섭식이 불가능한 경우에도 간접적 연하훈련을 시작해야 합니다. 의식이 없더라도 악관절이나 경추의 운동범위 훈련은 가능합니다. 의식이 명료

---

51 최근에는 이 외에도 급성기 뇌졸중 환자를 위한 연하기능 선별검사가 소개되고 있고, 그 중에 Gugging swallowing screening (GUSS)가 대표적이다. (역자 주)

한 환자는 저작근이나 혀, 안면근 등의 근력을 유지하는 훈련을 하고 연하운동을 저하시키지 않도록 배려하는 것이 중요합니다.

일반적으로 급성기는 휠체어에 앉을 수 있게 될 때까지를 말하는데, 부주의하게 너무 오래동안 안정을 취하지 않도록 주의해 주세요. 섭식연하에는 전신 지구력이 필요하다는 것은 이미 이야기 했지만, 장기간 누워만 있으면 전신 지구력이 저하됩니다. 뇌졸중에서는 세 가지 기준, 즉, ①의식 장애가 호전되고 ②운동마비가 더 이상 진행(악화)하지 않고 ③혈압이나 순환기 반응이 안정적이라면 앉은 자세를 시도할 수 있습니다.

빨리 자리에서 일어나도록 하는 것은 대단히 중요합니다.

Ⅳ. 급성기 재활치료의 의의

급성기에 시행하는 연하장애 치료 중에서 가장 중요한 것은 구강케어입니다. 뇌혈관장애에서는 때로는 연하장애에 의해 흡인성 폐렴이나, 탈수증, 저영양상태가 발생됩니다. 이것이 사망의 직접적 원인이 되는 경우도 적지는 않습니다. 흡인성폐렴의 원인은 식사가 아니고 타액이라고 하는 것은 대단히 중요한 지식이지만, 그다지 잘 알려져 있지 않습니다. 급성기에 구강케어를 충분히 시행하여 타액 중 세균수를 크게 감소시켜 두면, 흡인이 생기더라도 폐렴이 발생하는 빈도가 감소합니다. 뇌혈관장애에 의한 사망율은 발병 후 1년간 30%라고도 하는데, 흡인성 폐렴이 발생하지 않는다면 상당히 생존율이 개선될 것입니다.

 Coffee Break　　뇌졸중과 생활습관병

일본의 야구영웅 나가시마 선수가 뇌졸중에 걸렸다는 사실은 너무나 잘 알려져 있습니다. 그러나 원래는 담당 의사가 환자의 개인적인 병에 관해서는 절대 비밀을 지켜야 할 의무가 있습니다. 대단히 유명한 사람이기 때문에 본인과 가족의 허가를 받고 공표하고 있는 것 같습니다. 그나저나, 나가시마씨가 급성기에 연하장애를 병발했는지 여부는 명백하지는 않습니다. 그런데 나가시마씨 같이 스포츠에 몰두해 있던 분까지도 뇌졸중에 걸리는 것에서 알 수 있듯이, 일본에는 그 이환율이 매우 높습니다.

그래서 뇌졸중의 발병은 생활습관병과 깊은 관계에 있다는 것이 알려져 있습니다. 옛날에는 고혈압 치료가 불충분해서 뇌출혈이 많았지만, 지금은 고지혈증이나 당뇨병 등이 증가하고 있어 뇌경색의 위험이 높습니다. 고혈압, 고지혈증, 당뇨병, 심장병(심방세동)의 환자들은 반드시 치료를 받아야 하지만, 생활습관에 의한 예방으로서 과음과 흡연을 금하고 운동부족과 비만을 해소하는 것이 중요합니다.

43 뇌혈관질환 회복기의 연하장애 재활

I. 연하장애의 특징

뇌혈관장애는 ①뇌경색 ②뇌출혈 ③거미막밑출혈로 크게 구별되는데, 처음 발병한 뇌경색이나 뇌출혈이 한쪽의 대뇌반구에 국한된 경우에는 연하장애가 일과성으로 지나가는 경우가 많은 것 같습니다. 따라서 급성기에 흡인성 폐렴이 발생하지 않도록 의학적으로 관리하고 불필요하게 장기간 누워 있지 않도록 하면, 대부분의 경우에는 1주일 이내에 자연적으로 경구 섭취를 할 수 있게 됩니다. 뇌졸중 후 생존한 환자 중에서 발병 후 2주 이후에도 입으로 음식을 전혀 섭취할 수 없는 경우는 3% 전후라고 합니다. 단 10% 전후의 환자에 있어서만 부드러운 밥과 반찬으로 식사를 변경하는 등의 방법으로 연하 기능에 맞추어 변경된 식사를 2~4개월간 유지하게 됩니다. 일측성의 대뇌병변으로 1개월 이상 연하장애가 지속되는 경우는 대량의 출혈이나 광범위한 뇌경색, 수두증의 병발, 발병 전부터 뚜렷한 뇌동맥 경화가 있었던 경우, 고령자 등에 한정됩니다.

뇌경색은 동맥경화나 당뇨병 등이 위험요인이 되어 발병하는 경우가 많고, 작은 크기의 뇌경색이 여러 번 반복되는 경우가 있습니다. 이 경우에는 양측의 대뇌에 병변이 발생하게 되고 연하장애도 서서히 악화됩니다.

뇌동맥류파열에 기인된 거미막밑 출혈에서는 생존 후 의식이 호전되면 거의 대부분 연하장애가 없습니다. 단, 뇌혈관 연축(spasm) 때문에 전두엽에 경색이 발생한 경우나, 수두증이 병발하는 경우는 예외입니다. 전두엽의 경색에서는 준비기, 구강기의 장애가 주로 나타나는데, 입안에 음식물을 넣은 채로 입에 물고 좀처럼 삼키려고 하지 않는 경우가 있습니다. 뇌혈관 장애로 연하장애가 지속되어 문제가 되는 경우가 많은 것은 뇌간(腦幹) 부위에 병변이 있을 때입니다. 뇌간에 있는 뇌신경핵이나 신경전도로가 손상된 경우에는 일측성의 병변이라도 뚜렷한 연하장애가 발생합니다. 특히 많은 뇌신경이 관여하고 있는 연하반사의 반사궁의 일부에 손상이 발생하면, 설골 상근군의 수축과 뒤이은 후두 거상에 문제가 생기므로 흡인을 비롯한 심한 연하장애가 발생하게 됩니다. 뇌간부의 뇌졸중 환자 중에서 연하장애가 특히 잘 발생하는 병변 부위는 다리뇌(교뇌, pons)와 숨뇌(연수, medulla oblongata)입니다. 뇌간 병변 환자의 약 40%에서 발병 후 초기평가에서 뚜렷한 연하장애가 관찰된다고 합니다. 그 중에서도 연수 배외측부의 뇌경색은 왈렌버그(Wallenberg) 증후군으로 알려져 있는데, 연하장애의 발현 빈도가 50~60%에 달합니다. 그러나 재활 훈련에 대한 반응이 좋아서 경구로 식사를 섭취할 수 있게 되는 경우가 80%를 넘는 것으로 보고되어 있습니다.

II. 회복기의 연하장애 치료

급성기에는 집중치료실(ICU)에서 안정을 취하는 것이 원칙이며, 앉을 수 있는 상태가 되면 기능회복을 목표로 재활치료를 시작합니다. 일반적으로 발병 후 1~2주간이 회복기입니다. 연하기능이 자연적으로 회복된 환자들은 진찰을 통해 문제가 없음을 확인한 후 입으로 식사를 시작합니다. 아주 심한 연하장애가 있는 환자는 신체장애도 심한 경우가 많은데, 이같은 환자에게 바로 음식을 사용한 직접 연하훈련을 시작하지는 않습니다. 이런 환자들은 우선 오랜 시간 앉아 있거나 서 있을 수 있도록 전신 지구력을 회복하는 것이 중요합니다. 전신 지구력이 충분하지 못한 상태로 식사를 시작하면 흡인의 위험성만 증가하게 됩니다. 물리치료와 작업치료로 지구력 향상을 위한 훈련을 충분히 시행하도록 합니다.

입으로 먹지 못하는 시기에도 영양공급은 불가결하므로 보상적인 영양 섭취방법으로서 간헐적 경관영양법이나 중심정맥영양을 사용합니다. 간호 인력이 충분하지 않은 경우에는 어쩔 수 없이 단기간 가느다란 튜브를 사용하여 지속적 경비위 경관영양법을 시행해야 할 수도 있습니다. 광범위 병변이나 다발성 병변, 초고령자, 합병증이 많은 경우 등에서 단기간에 연하장애를 개선하기 어렵다고 예상되는 환자에게는 경피적 내시경적 위조루술(PEG)을 추천합니다.

연하장애가 심한 경우에는 먼저 언어치료사(ST)나 작업치료사(OT)가 간접적 연하훈련을 시행합니다. 물리치료사(PT)는 목 주위의 구축을 예방하기 위해 관절 범위 운동을 시행하고, 호흡 재활의 일환으로서 복근 강화 훈련이나 기침 훈련도 하게 됩니다. 연하기능이 조금 좋아졌다고 판단되면 비디오투시 연하검사(VFS)나 연하내시경검사(FEES)를 시행하여 섭식을 시작할 수 있는 음식물의 형태나 보다 안전한 섭식 자세를 평가합니다. 섭식을 처음 시작할 때에는 연하훈련을 이용해서 안전하게 섭식할 수 있는지를 확인합니다. 그 후에 단계적 연하장애식을 사용하여 서서히 난이도를 높여 갑니다. 물론 그 안정성을 보장하기 위해서는 적절히 VFS나

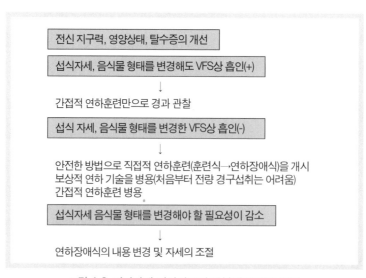

그림 4-3 **연하장애 재활치료의 기본적인 진행 방법**

FEES를 반복해서 관찰합니다. 의사는 ST나 간호사가 검사에 함께할 수 있도록 요청하고 나아가 연하 컨퍼런스를 통해 의견을 교환합니다. 난이도를 높이면서 빈도도 증가시켜 1일 3회의 섭식이 가능하도록 진행합니다 (그림 4-3).

연하기능 자체가 호전되지 않는 경우에는 보상적인 방법을 이용합니다. 구체적인 테크닉은 앞에서 설명했으므로 여기서는 생략하겠습니다. 왈렌버그 증후군 등에서 윤상인두근 이완부전이 있다면 간헐적 경관 영양법과 함께 풍선 확장술을 시행합니다. 최근에는 보툴리눔 독소를 사용한 윤상인두근 차단술도 시행할 수 있습니다.

회복기에 이르러도 언제나 중요한 것은 구강케어입니다. 간호사나 치과위생사가 꼼꼼하게 구강케어를 시행하며, 급성기와 마찬가지로 하루에 4~6회 시행해야 합니다. 퇴원 후를 대비하여 환자 스스로 양치질을 할 수 있도록 일상생활동작에 대해서도 훈련합니다. 또한 집으로 퇴원하는 환자를 위해서 담당 영양사가 연하장애 식을 만드는 법과 메뉴를 가족에게 교육하는 것도 중요합니다. 섭식에 수발이 필요한 경우에는 간호사가 교육할 수 있도록 계획을 미리 세워 둡니다.

III. 뇌혈관질환에 대한 치료시 유의점

뇌혈관장애는 편마비나 고위 뇌기능장애를 비롯하여 여러 종류의 장애를 포함하고 있습니다. 그렇기 때문에 여러 문제에 대한 치료계획이 필요합니다. 이와 같은 문제들을 해결하느라 정신을 빼앗겨 연하장애의 재활 치료를 잊어버리지 않도록 세심한 배려가 필요합니다. 또한 그 반대로도 말할 수 있습니다. 즉, 연하장애에 대한 치료에만 몰두하여 보행이나 일상생활동작을 개선하기 위한 재활치료를 등한시하는 것도 문제입니다. 사지와 체간에 대한 치료, 특히 전신 지구력 향상을 위한 훈련이나 사회복귀 의욕을 향상시키기 위한 치료는 연하기능의 호전과도 깊은 관련이 있기 때문에 아울러 검토해야 합니다.

IV. 연하장애 재활치료의 효과

연하기능이 호전되는 정도는 사람에 따라 다르며 최종적으로 도달하는 기능의 정도가 모든 환자에서 다 만족스러운 것은 아닙니다. 뇌혈관질환으로 인해 1개월 이상 연하장애가 지속되는 환자는 그리 많지 않지만, 이 환자들은 재활치료를 통해 절반 정도가 전량 경구로 섭취할 수 있게 됩니다. 그러나 이 경우에도 음식물 형태나 섭식 자세에 대한 처방은 필요합니다.

나머지 반수의 환자도 90% 이상이 어느 정도는 입으로 섭취할 수 있습니다. 즉 전량 입으로 먹지는 못한다 하더라도, 입으로 먹는 즐거움을 느낄 정도는 먹을 수 있는 것입니다. '위루만 삽입하면 영양공급에는 문제가 없으니 입으로 먹을 필요가 없다'고 생각하면 큰 오산입니다. 적은 양이라도 가족과 함께 식사를 하는 것은 삶의 질(QoL)의 관점에서 대단히 중요한 것임을 잊어선 안 됩니다.

44 구마비와 가성구마비

I. 구마비란?

뇌혈관질환 등의 중추신경계 장애에서 나타나는 연하장애는 크게 구마비와 가성구마비로 나눌 수 있습니다. 구마비(性球痺, bulbar palsy)란 뇌간의 병변에 의해 연하 반사궁에 장애가 발생한 것을 말합니다(그림 4-4). 특히 연수의 연하중추 부근에 병변이 발생하면 연하반사가 소실됩니다. 구마비에서는 연하장애가 매우 심하기 때문에 경구섭취가 전혀 불가능하게 되는 경우가 많다는 특징이 있습니다. 또한 연하반사가 약해지면서 식도입구부의 개대(開大, opening)가 좋지 않은 경우가 많아서 음식물이 조롱박 오목에 정체됩니다. 조롱박 오목에서 넘쳐 흐른 식괴가 후두안으로 침입하여 흡인되기도 합니다. 이 때문에 보툴리눔 독소 주사나 윤

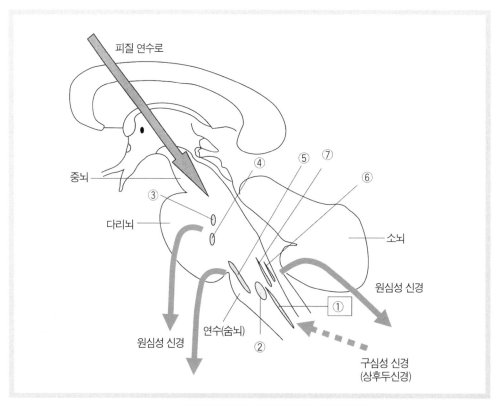

그림 4-4 구마비, 가성구마비와 연하반사의 반사궁

구마비는 반사궁(구심성신경 → ①고립로핵(孤立路核, nucleus tractus solitarius) → ②연하중추 → ③삼차신경운동핵, ④안면신경핵, ⑤의핵, ⑥미주신경배측핵, ⑦설하신경핵 → 원심성신경)의 장애. 가성구마비는 반사궁을 지배하는 피질연수로(皮質延髓路, corticobulbar tract)의 장애이다.

상인두근 절단술 등의 외과적 수술을 필요로 하는 환자도 만나게 됩니다.

II. 가성구마비란?

가성(假性)구마비(또는 거짓숨뇌마비, pseudobulbar palsy)란 연하반사를 통제하는 운동계의 장애로서, 일반적으로 좌우 양측의 대뇌 병변 때문에 일어납니다. 연하운동에 관련된 뇌신경핵은 통상 좌우양측의 대뇌로부터 신경섬유를 받고 있습니다. 그 때문에 한쪽의 대뇌장애로는 연하장애가 발생하지 않거나 가볍게 발생하는 경우가 많습니다. 양측 대뇌에 장애가 있으면 아주 심한 연하장애가 발생합니다. 가성구마비의 경우에는 연하반사는 남아 있지만, 삼킬 때의 근력이 저하되거나 조화로운 움직임이 잘 되지 않는 특징이 있습니다. 병소의 부위에 따라서 ①선조체-속섬유막(striatocapsular) ②피질-피질하 ③교뇌, 세 가지 유형으로 나눌 수 있는데 가장 흔한 것이 선조체-속섬유막 유형입니다.

III. 구마비, 가성구마비의 대표적 질환

구마비를 발생시키는 대표적인 질환은 외측연수증후군(Wallenberg syndrome)인데, 연수에 발생한 뇌경색이 원인입니다. 또한 다발성 경화증이나 길랭-바레 증후군에서도 구마비가 발생합니다.

가성구마비를 일으키는 대표적인 질환은 다발성 뇌경색인데, 양측의 대뇌 기저핵 및 속섬유막(internal capsule)에 발생한 경우입니다. 상하지의 마비는 심하지 않지만 파킨슨증후군을 동반하는 경우가 많아서 동작이 완만하고 근육의 강직이 나타납니다. 또한 구음장애가 동반됩니다. 피질- 피질하형은, 다발성 경화증이나 백질 디스트로피(leukodystrophy)가 있는 경우입니다. 교뇌형은 뇌간부 출혈이나 뇌간부 경색, 올리브다리뇌소뇌위축증(olivopontocerebellar atrophy) 등에서 볼 수 있습니다.

진행성 핵상 마비(progressive supranuclear palsy)에서는 대뇌 기저핵에도 병변이 발견되고 있으나, 중뇌에서 교뇌에 걸친 피개부(tegmentum)와 소뇌에서도 위축이 발생합니다. 근위축성 측색경화증(amyotrophic lateral sclerosis)에서는 연수의 운동핵이 변성되어 나타나는 구마비 증상과, 교뇌에서 연수에 이르는 피질연수로(corticobulbar tract)의 병변에 의한 가성구마비 증상이 혼재되어 나타납니다.

외상성 뇌손상 환자는
입으로 먹을 수 있다

I. 외상성 뇌손상과 뇌출혈

외상성 뇌손상은 교통사고나 추락사고 등에 의해서 발생되는 뇌의 손상인데 그 중에는 직접적인 뇌손상인 뇌좌상이나 뇌출혈, 전단력(shear)에 의해 발생하는 미만성 축삭손상(diffuse axonal injury), 뇌의 바깥쪽에 출혈을 일으키는 거미막밑출혈이나 경막하혈종, 경막외혈종 등이 포함됩니다. 각각이 따로 발생하기도 하지만 두세 유형의 손상이 동시에 발생하기도 합니다. 질병으로서 발생하는 뇌졸중과 마찬가지로 뇌의 장애, 즉 중추신경 장애가 발생하는데 그 양상은 뇌졸중과 상당히 다릅니다. 후유증을 남기는 중증 손상 환자들은 초기에 의식장애가 있으며, 때로는 의식 장애가 오래 지속됩니다. 그러나 다행하게도, 식물 상태에 빠지지 않고 의식을 회복한 환자들은 운동마비가 비교적 잘 회복되는 경우도 많습니다. 그 때문에 대부분의 환자들은 다시 걸을 수 있게 됩니다. 이것은 편마비라는 후유증을 남기는 뇌졸중과는 크게 다른 점입니다.

그러나 후유증이 전혀 없는 것은 아닙니다. 심한 인지장애, 그 중에서도 고위 뇌기능장애가 후유증으로 남게 됩니다. 고위 뇌기능장애는 겉으로 봐서는 진단하기 어려운데, 일반적인 지능 검사에서는 정상 범위에 있는 환자도 적지 않습니다. 주된 인지장애에는 기억 장애, 수행기능 장애, 주의력 장애, 사회적 행동장애 등이 있습니다. 직장에 복귀한 후 이상이 있음을 주위 사람들이 알아차리게 되는데, 의사가 적절히 상담하지 못하면 결국 해고되고 마는 경우도 종종 보게 됩니다. 그 때문에 의료적인 인지재활 프로그램뿐만 아니라 사회복지적 지원이 중요하며 이 둘의 협력이 필수적입니다.

II. 외상성 뇌손상과 연하장애

외상 후 초기에 의식장애를 보이면서 많은 환자가 연하장애를 보입니다. 그러나 연하장애는 일시적인 경우가 많고 의식장애가 호전됨에 따라 입으로 식사를 할 수 있게 됩니다. 전두엽의 손상이 심한 경우에는 움직임이 없거나 동작이 매우 느리게 되는 경우가 있는데, 이 경우에는 음식을 씹는 것은 물론 입을 여는 것조차도 어렵게 됩니다. 이같은 구강준비기 장애나 구강운반기 장애도 장기간 지속되는 경우는 드물고, 비록 자발성은 저하되어 있지만 섭식은 가능하게 됩니다.

연하장애가 오래 지속되는 경우에는 여러가지 가능성을 고려해야 합니다. 그 중 하나가 향정신약물(psychotropic agents)에 의한 부작용입니다. 외상성 뇌손상에서는 초조(agitation)나 섬망(delirium)을 동반하는 경우가 흔하기 때문에 자주 향정신약물을 대량으로 사용합니다. 또한 불면증이 생기는 경우도 흔하기 때문에 수

면제도 투여합니다. 이같은 경우에는 연하반사의 지연이나 반사의 감소 등의 증상이 발생하여 흡인을 일으키기도 합니다. 그 밖의 합병증으로서 혈관연축에 의한 경색이나 수두증이 병발할 수 있는데, 이 경우에는 광범위한 뇌의 장애가 발생하기 때문에 연하장애를 일으키게 됩니다. 따라서, 외상성 뇌손상 환자에게서 연하장애가 오래 지속되는 경우에는 '무엇인가가 잘못됐다'고 생각할 수 있는 것입니다.

MEMO 전두엽의 장애 >>>

전두엽을 뇌이랑(gyrus)으로 구분해 보면, 대뇌반구의 외측면에 있는 상전두회(上前頭回, superior frontal gyrus), 중(中, middle) 전두회, 하(下, inferior) 전두회, 중심전회(precentral gyrus), 내측면에 있는 내측전두회, 앞쪽 대상회(anterior cingulate gyrus), 앞쪽 중심방소엽(anterior paracentral lobule), 바닥면에 있는 안와회(orbital gyrus), 직회(gyrus rectus)로 구분됩니다. 기억 가운데서도 작업기억으로 부르는 기능의 장애는 양측 외측면의 손상에 의해 발생합니다. 작업기억이란 지각, 판단, 추리, 사고 등의 복잡한 정보처리를 수행하기 위해 정보를 유지하고 회상하는 것을 의미합니다. 외측면의 손상에서는 그 외에도 주의력 장애, 감정체험의 천박화, 엉뚱한 감정반응, 인식과 행동의 괴리 등을 보일 수 있습니다. 수행기능은 내측면의 손상에 의해 발생한다고 하는데, 행동에 관한 목표설정, 계획을 수립하고 실행하는 능력, 효과적인 수행과 평가에 장애가 발생합니다. 중증의 경우에는 자발성이 저하되고 더 심하면 움직이려 하지 않게 됩니다. 바닥면은 대뇌변연계와 밀접한 관계가 있기 때문에 손상이 되면 탈억제적 행동이나 보속증을 일으킵니다. 연하장애는 자발성의 저하와 관련되어 나타납니다.

치료가 어려운 신경계 질환들

I. 난치성 신경질환이란?

난치성 질환이란 원인이 명확하지 않고 치료법이 확립되어 있지 않으며, 또한 후유증을 남길 위험이 높은 질환을 말합니다. 경과가 만성적이며 경제적인 문제뿐만 아니라 수발 등 생활면에도 오랜 시간 동안 다른 사람의 도움을 필요로 하기 때문에 가족의 부담이 크고 정신적으로도 괴로운 질환입니다. 난치성 신경질환에는 퇴행성 질환이 많은데 뇌의 문제로는 파킨슨병을 비롯한 추체외로 질환이나 올리브다리뇌소뇌위축증, 척추소뇌성 실조증이 있습니다. 척수의 운동 신경원에 퇴행성 변화을 초래하는 질환에는 근위축성 측삭 경화증이 있으며, 근육병 중에는 근 디스트로피 등을 들 수 있습니다. 퇴행성 신경질환 외에는 탈수성 질환이 있으며 중추신경계에는 다발성 경화증, 말초신경계에서는 길랑 바레증후군 등이 대표적인 질환입니다(표 1-5).

II. 난치성 신경질환과 연하장애

모든 난치성 신경질환에서 연하장애를 보이는 것은 아니지만, 말기가 되면 진행성 연하장애가 나타나기도 합니다. 연하운동에 관계하는 근육을 사용하지 않아서 악화될 수 있는 폐용성 근위축과 근력의 저하를 예방하는 것은 중요하지만 질환 그 자체에 의해 생기는 병태생리를 치유하지는 못합니다. 그 때문에 병의 진행 상태에 맞추어 보상적인 방법, 예를 들면, 음식물 형태의 조절이나 섭식 자세의 변경이 필요하게 됩니다. 증상이 더 진행하면 위조루술도 고려해야 합니다.

III. 파킨슨 병에 의한 연하장애

파킨슨 병은 중뇌의 흑질에 존재하는 멜라닌 함유 세포가 변성하는 추체외로계의 대표적인 변성질환입니다. 임상적으로는 진전(떨림), 서동(움직임이 느림), 근강직, 자세반사 이상 등의 특징적인 증상을 보이고, 보행장애나 일상생활동작의 장애를 초래합니다. 원인은 명확하지 않고 증상은 진행성입니다. 파킨슨병에 기인된 연하장애의 정도는 운동기능장애의 중증도에 비례합니다. 아주 가벼운 연하장애를 포함하면 Hoen & Yahr stage 1 환자의 약 절반, stage 2~4 환자의 90% 이상이 연하장애를 보인다고 보고되어 있습니다.

그러나 임상적으로 문제가 되는 것은 stage 4 이상의 경우입니다. 구강준비기, 구강운반기, 인두기가 모두 문제가 되지만 증상이 처음 나타날 때에는 흡인을 일으키는 일은 없습니다. 가장 흔한 것은 서동증(또는 무동증)이나 근강직 때문에 구강준비기와 구강운반기의 장애로 혀나 저작근의 운동이 감소하는 경우입니다. 음식물의 운반이나 식괴의 형성이 나빠지기 때문에 탈수나 저영양상태에 빠지기 쉽습니다. 말기에는 인두기에도 장애가 생겨서 상부식도 이완부전에 의한 윤상인두근 부위의 통과장애나 인두통과 시간의 지연, 흡인이 발생합니다. 병발하는 흡인성 폐렴 때문에 사망에 이르는 경우도 볼 수 있습니다. 항파킨슨병 약을 투여하면 사지의 근강직이나 서동증의 증상에 효과가 있으며 효과가 있는 동안에는 연하장애에 대해서도 효과가 있습니다.

IV. 척수 소뇌변성증에 의한 연하장애

병리학적으로 척수와 소뇌에 변성을 초래하는 여러가지 질병을 총칭해서 척수소뇌 변성증(spinocerebellar degeneration)이라고 합니다. 일본에서는 ①소뇌피질형 ②다계통형 ③척수형의 세가지로 나누는데, 각각 유전성와 비유전성으로 구분되고 있습니다.

소뇌피질형에서는 소뇌증상이 주로 나타나며 사지와 체간의 운동실조, 근긴장의 저하, 구음장애, 안진(눈떨림) 등이 출현합니다. 다계통형에서는 추체로 이외에 추체외로, 뇌신경핵, 감각전도로, 소뇌계, 자율신경계 등이 여러가지의 조합으로 장애가 발생합니다.

척수형에서는 배척주로(dorsal column pathway)의 병변이 주로 나타나서 심부지각장애성 운동실조를 초래하는 경우와, 추체로에 서서히 병변이 진행하면서 경직성(spastic) 보행이 나타나는 경우가 포함됩니다.

척수소뇌변성증 전체로 보면 연하장애의 빈도가 매우 높으며, 흡인이 관찰되는 경우도 적지는 않습니다. 그러나 유형에 따른 차이가 큰데, 다계통형, 특히 올리브다리뇌소뇌 위축증에서는 대부분의 환자가 아주 심한 연하장애를 보이게 됩니다. 올리브핵, 교뇌핵, 교소뇌로, 소뇌백질, 소뇌반구피질의 변성이 주로 나타나며, 이에 더하여 조가비핵(putamen)과 흑질의 신경세포가 감소하고 신경아교세포(glia)가 증가합니다. 그 때문에 비교적 빠른 시기부터 인두기의 장애, 즉 가성구마비가 발생합니다. 만발성(late onset) 소뇌피질위축증을 비롯한 소뇌피질형에서는 혀와 저작근의 협조운동장애가 보입니다. 인두기는 보전되기 때문에 흡인은 발생하지 않습니다.

V. 다발성 경화증에 의한 연하장애

다발성경화증은 중추신경계에 다발성의 크고 작은 여러가지 탈수초성 병변이 생기는 질환으로, 출현하는 임상증상은 병변의 위치에 따라 다릅니다. 재발과 완해를 반복하면서 만성 진행성 경과를 보이는 것이 이 질환의 특징입니다. 병변이 자주 발생하는 부위는 시신경, 척수, 뇌간부, 소뇌, 측뇌실주변의 백질인데 대뇌피질 바로 아래부분이나 척수의 회백질에까지 발생하기도 합니다.

바이러스 감염이 계기가 되어 발생하는 자가면역성 기전을 그 원인으로 생각하고 있으나 유전적 소인도 부정할 수 없습니다. 연하장애가 나타나는 빈도는 30% 전후라고 하지만, 이것은 대뇌병변에 의한 가성구마비의 경우입니다. 일본에서는 시신경과 척수에 장애가 발생하는 증례가 압도적으로 많기 때문에 심한 연하장애가 나타나는 경우는 아주 드뭅니다.

VI. 근위축성측색경화증에 의한 연하장애

근위축성측색경화증은 상위, 하위 운동신경원에 모두 병변이 발생하는 운동신경원 질환이며, 말기에는 호흡근에 마비가 오기 때문에 예후는 좋지 않습니다. 중년 이후에 발병하며 근력이 저하되는 것은 사지의 말단에서 시작하는 원위형인데 특히 손에서 생기는 경우가 많은 것 같습니다. 좀 더 진행하면 근위부인 전완근이나 상완근에 침범하게 되며 장애가 점점 하지까지 진행합니다. 병변은 운동성의 뇌신경핵에 발생하지만, 외안근의 기능은 유지됩니다.

이 질환은 아주 심한 연하장애를 발생시키는데, 운동신경원 질환 중에서는 진행성 구척수성 근위축증(progressive bulbospinal amyotrophy)과 함께 심각한 문제를 야기하고 있습니다. 운동신경원 질환에 공통적으로 적용되는 사실은 감각장애가 없으며 지적기능이 보존되어 있다는 것입니다. 그 때문에 저작곤란이나 연하곤란감, 타액저류에 대한 불편감을 강하게 호소하는 경우가 많고 이것이 삶의 질을 저하시키는 요인이 됩니다. 본 질환에 의해 장애가 발생하는 뇌신경 가운데 섭식- 연하기능에 관련된 것은 삼차신경, 안면신경, 설인신경, 미주신경, 설하신경의 운동신경입니다. 초기에는 혀의 운동만 저하되지만, 서서히 구강기, 인두기 순으로 장애가 진행하며 말기에는 윤상인두근의 이상이나 흡인을 초래하게 됩니다.

VII. 길랭-바레 증후군에 의한 연하장애

길랭-바레 증후군(Guillain-Barre syndrome)은 갑자기 사지의 근력이 저하되는 말초신경의 급성염증성 탈수성 질환으로, 호흡근의 마비를 동반하는 경우도 적지 않습니다. 탈수초성 신경병증에 속하지만 축삭을 주로 침범하는 유형도 있습니다. 급성기 치료를 통해 생존한 환자들은 서서히 자연적으로 회복이 일어납니다. 일반적으로 연하장애는 적다고 말하고 있으나, 인두기의 연하장애를 일으키는 경우도 전혀 없다고는 할 수 없습니다. 신경증상의 회복과 함께 섭식도 할 수 있게 됩니다. 드물게 다발성 뇌신경형의 길랭-바레 증후군도 볼 수 있으며, 그 경우에는 심한 연하장애가 나타날 수 있습니다.

VIII. 근육병에 의한 연하장애

근디스트로피나 다발성근염을 비롯하여 골격근의 병변에는 여러가지 질환이 포함됩니다. 그 원인은 여러

가지인데, 근디스트로피는 유전성의 진행성 질환입니다. 다발성 근염은 성인기에 발병하는 비유전성 질환인데, 부신피질 스테로이드 등의 약제를 투여하여 치료할 수 있는 질환으로 근디스트로피와의 감별진단이 중요합니다. 근육병은 체간에 가까운 근위부 근육의 위축으로 시작하는 경우가 많고, 운동신경원 질환과 마찬가지로 지적 기능이 보존되어 있습니다. 그 때문에 연하기능에 문제가 생기면 불편함을 느끼게 됩니다. 근육병에 의한 연하장애의 주된 병태생리는 인두근의 근력저하인데, 그와 동반된 연하반사의 감소와 인두 통과 시간의 연장도 관찰할 수 있습니다. 뒤시엔느(Duchenne)형 근디스트로피나 후쿠야마(Fukuyama)형 선천성 근디스트로피는 유아기부터 진행성 근위축을 초래하는데, 기대 여명이 길지 않은 질환입니다. 이들 질환에서는 연하기능 그 자체에 장애가 발생하기 전에 생명의 유지가 어렵습니다. 연하장애가 문제가 되는 근디스트로피로서는 지대형(limb-girdle), 안면견갑상완형(facioscapulohumeral), 안인두형(oculopharyngeal) 등이 알려져 있습니다. 특히 안인두형 근디스트로피는 연하장애를 주로 호소하는 유전성 질환인데, 인두근의 근력저하뿐만 아니라 저작근이나 목 부위 근육의 근력저하나 상부~하부식도의 이완부전을 일으킵니다. 그 때문에 흡인성 폐렴이 발생하는 경우도 적지는 않습니다. 그 밖에 근긴장성 디스트로피도 말기에는 심한 연하장애가 생기며, 사망예의 약 1/5에서 흡인성 폐렴이 확인됩니다. 다발성근염(polymyositis)에서는 인두 통과 시간의 연장과 윤상인두근 이완부전이 관찰되지만 부신피질 스테로이드의 투여로 연하장애도 호전됩니다.

IX. 중증근무력증에 의한 연하장애

중증근무력증(myasthenia gravis)은 운동 후의 피로와 근력저하를 일으키는 자기면역성 질환인데, 그 병태생리는 신경근 접합부의 종말판에 있는 아세틸콜린 수용체의 이상으로 알려져 있습니다. 안검하수나 복시, 저녁에 힘이 없는 증상으로 처음 발생하는데, 인두근이나 후두근이 피로해지면 연하장애가 나타나기도 합니다.

인두근 수축부전 때문에 인두통과시간이 연장된다고 보고되어 있는데, 급격히 발병하는 경우에는 흡인을 일으킬 정도로 심한 연하장애가 발생합니다. 흡인성 폐렴이 병발하는 경우도 종종 있습니다. 본 질환은 약제 투여나 흉선적출술 등에 의해 치료할 수 있고 연하장애도 개선될 수 있습니다.

47 젖을 삼키지 못하는 신생아와 유아를 돕는 방법

I. 빠는 움직임의 장애는 태아기의 이상

사람은 태어나서 곧 젖(모유와 젖병에 든 우유)을 삼킬 수 있습니다. 정상만기에 출생하는 갓난아이는 젖을 빨아 먹을 수 있는 해부학적 구조가 갖추어져 있고, 기능적으로도 젖빨기에 필요한 신경학적 성숙이 완성되어 있습니다. 태아기, 즉 수정 후 10주경부터 빨기(흡철, 吸綴) 운동이 관찰되는데, 자궁내에서 자기의 손가락을 빨 수 있고 양수를 삼키기도 합니다. 이와 같은 태아기에 구강운동이 발달하여 출생 직후에 젖빨기를 시작하는 것입니다. 그렇지만 어떤 원인에서건 조산이나 저체중출생아가 된 경우나, 출생시의 가사, 저산소성 허혈성 뇌증 등에 의한 중증신경계의 이상, 염색체 이상, 선천성 기형, 대사성 질환에 의해 젖을 빠는 기능에 문제가 생길 수 있습니다.

II. 젖빨기 장애의 특징

젖을 빨지 못하는 젖빨기 장애, 즉, 포유(哺乳)장애의 특징으로서는 표 4-1과 같은 구강운동기능장애를 들 수 있습니다. 빠는 힘이 약하거나 입술의 폐쇄부전, 혀의 운동성 저하는 운동마비나 근력저하에 동반되는 증상입니다. 또한 운동의 협조성이 잘못된 경우에는 구강내 흡인력의 저하나 빨기-삼키기-호흡의 협조부전, 구강주위근육의 근 긴장도 이상, 흡인, 이상자세운동 패턴 등이 나타날 수 있습니다. 빠는 것 자체를 꺼리는 경우에는 구강주위나 구강내의 감각 감수성의 이상을 의심할 수 있습니다.

젖을 충분히 먹지 못하는 경우에는 체력이 약한 것이 원인일 수 있습니다. 구강 주위의 기형에는 구개열이나 피에르-로뱅(Pierre-Robin) 증후군이 있고, 그 밖에 특수한 포유 장애에는 프래더-윌리(Prader-Willi) 증후군, 앙겔만(Angelman) 증후군 등을 들 수 있습니다.

표 4-1 **젖빨기(포유)장애를 일으키는 구강운동기능장애**

1. 빠는 힘이 약하거나 고르지 못함
2. 입술의 폐쇄부전
3. 구강내 흡인력의 저하
4. 혀의 운동성 저하, 이상
5. 빨기-삼키기-호흡의 협조 부전
6. 포유를 위한 체력의 저하
7. 구강영역의 감각감수성의 이상
8. 흡인
9. 구강주위근육의 근긴장도 이상
10. 이상자세운동패턴
11. 구강주위의 기형

III. 젖빨기 장애의 치료

실제로 포유장애가 있는 신생아나 젖먹이에 대해서는 각각의 특징에 알맞게 표 4-2와 같은 치료를 시행합니다. 비효율적인 빨기는 전신적인 저근긴장상태 때문에 생기며, 빠는 힘이 약하거나 입술의 폐쇄부전, 구강내 음압의 저하 등과 관련되어 있습니다. 자세의 안정과 구강주위, 구강내에 대한 촉압각자극, 구강폐쇄의 보조, 하악의 지지가 효과적인 치료법입니다. 근긴장의 항진에 대해서는 구강주위근이나 혀의 신장, 촉압각 자극, 진동 자극 등에 의해 근 긴장을 억제해 나갑니다. 구강 주위, 구강내의 감각감수성 이상에 대해서는 자극을 주는 것이 효과적입니다.

흡철-연하-호흡의 협조부전이 있는 젖먹이에게는 포유의 훈련이 중요하나, 무호흡이나 청색증(cyanosis)을 일으키는 경우가 있기 때문에 심박, 호흡, 동맥혈 산소포화도를 감시할 수 있는 상황에서 시행합니다. 긴급상황에 대처할 수 있도록 산소나 흡인기(suction) 등을 준비해야 하지만, 가벼운 협조부전이라면 호흡운동이나 안색 등을 관찰하면서 시행합니다. 흡철-연하-호흡의 리듬을 확인하면서 젖을 빨도록 하는 것이 중요합니다. 명백하게 흡인이 있는 경우에는 젖을 먹이는 것이 위험한데, 의심되는 경우에는 소량의 0.5% 포도당액을 젖병으로 마시게 해 보는 것도 고려합니다.

표 4-2 **주된 젖빨기 장애와 그 치료법**

장애 유형	치료 방법
1. 비효율적인 젖빨기	우선 자세를 안정시켜야 하는데, 머리부분을 중립위로 유지하고 과도한 신전을 억제하며, 턱을 당기는 것처럼 해서 목뒤를 지지하여 젖을 먹인다. 젖을 먹이기 직전에 구강주위, 구강내에 촉압각 자극으로 마사지를 한다. 입술의 폐쇄부전에는 젖병을 쥔 손가락으로 양쪽 뺨을 가볍게 압박한다. 뺨을 뒤에서 전하방을 향해 끌어당겨 구강을 폐쇄할 수 있다. 또한 하악을 가볍게 지지하여 젖빨기 운동을 돕는다.
2. 근긴장도의 항진	마사지와 스트레칭으로 구강주위근의 근긴장을 억제한다. 타동적으로 움직이게 되는 감각의 입력, 촉압각자극, 진동 자극 등을 시행한다. 혀운동은 특히 촉각자극에 의존해서 운동하는 특징을 고려해서 촉압각자극을 많이 사용한다.
3. 구강주위/내의 감각 감수성 이상	구강주위, 구강내에 촉각자극을 가해서 감수성을 높여나간다. 촉각자극보다도 압박을 가한 확실한 자극이 효과적이다.
4. 흡철-연하-호흡의 협조부전	심박수, 호흡, 동맥혈 산소포화도를 모니터하면서 포유를 훈련한다. 긴급한 상황을 대비하여 산소와 흡인기(suction)를 준비한다. 젖병의 젖꼭지는 유출량이 너무 많은 것은 피한다. 훈련은 눈을 뜨고 긴장이 완화된 각성상태에서 시작한다. 흡철-연하-호흡의 리듬을 확인하면서 젖먹이기를 시작하고 흡철이 길어지거나 호흡이 얕아지거나 멈추면 젖병을 기울여서 우유의 유출을 멈춘다. 호흡 상태에 따라서는 구강에서 젖꼭지를 잡아 빼고 강제로 흡철을 멈추는 시간을 만든다. 무호흡의 상황이나 피로의 정도를 관찰하면서 포유시간을 조금씩 늘려서 유아에게 맞는 페이스를 찾는다.
5. 흡인	명백하게 흡인이 확인되는 경우에는 젖을 먹이는 것은 위험하다. 흡인의 위험이 있는 경우에는 0.5% 포도당액을 소량 빨게 하여 관찰한다. 확인을 위해서는 비디오 투시 연하검사(VFS)가 필요하다.

IV. 젖을 빨 때 고려해야 할 점

젖병의 젖꼭지는 그 모양, 딱딱함, 유출량 등을 고려하여 선택합니다. 빠는 힘이 약한 경우에는 부드러운 젖꼭지가 바람직하고 빨았을 때 유출되는 양이 비교적 많은 것이 좋습니다. 입이 작은 유아에게는 가능한 한 작은 젖꼭지를 선택하거나 젖꼭지의 반 정도만 구강 내에 삽입하도록 유의합니다. 구역반사가 강한 경우에는 짧은 젖꼭지를 사용합니다. 전신 지구력이 저하되어 있는 유아에게는 압박하기 쉬운 부드러운 젖꼭지 중에서 안정된 유출량을 얻을 수 있는 것을 선택합니다. 젖먹이기를 시작한 후에는 섭취량과 배출량을 확인해야 합니다. 또한 체중 증가 여부를 확인해야 합니다.

포유 시간은 길어도 대략 20~30분 내외로 합니다. 효율적으로 젖을 빨지 못하여 30분 이상 소요되는 경우에는 경관영양법을 병용해야 합니다. 입술의 폐쇄부전 등의 경우에는 포유시 공기가 많이 유입되어 삼키는 경우 (공기연하)도 발견됩니다. 입술을 꼭 닫을 수 있도록 도와주어야 하며, 동시에 적절하게 트림을 시켜주는 것도 중요합니다.

V. 젖빨기의 또 다른 의의

젖을 먹이는 것은 성장을 위해 필요한 영양을 보급하는 큰 목적 외에 또 하나의 중요한 의의를 갖고 있습니다. 젖을 먹일 때 어머니는 아이에게 "맛있어?" 또는 "많이 먹어" 등으로 다정하게 애정을 갖고 말을 겁니다. 그리고 아이는 그 마음에 보답하는 것처럼 열심히 젖을 빱니다. 이와 같이 젖먹이는 장면은 엄마와 아이가 서로 사랑을 주고 받는 중요한 시간입니다. 즉, 모자가 서로 애정을 느끼고 양육하는 시간인 것입니다. 그런데도 이 중요한 시간이 포유장애 때문에 방해를 받는다면 어머니의 심리적 불안이 커지고 육아 전체가 괴롭게 느껴질 수도 있습니다. "왜 먹지 않는 거지?", "난 엄마로서 자격이 없나봐" 같은 생각을 엄마가 갖지 않도록 배려해야 합니다. 또한 그와 같은 생각이 들 때 충분히 심리적인 도움을 받을 수 있도록 준비해 두는 것이 포유장애의 치료에 있어서 최우선시 되어야 할 것입니다.

48 뇌성마비 아동의 섭식

I. 섭식 기능은 획득된 능력이다

건강하게 태어난 갓난 아이는 출생한 날부터 젖을 먹습니다. 이것은 태생기 12주경에 양수를 마시는 연하반사와 24주경에 시작하는 흡철(빨기) 반사를 반복함으로써 형성된 포유(젖빨기) 반사라는 불수의운동에 의한 것입니다. 젖을 빠는 과정에는 입의 주위에 자극이 주어지면 구강 안으로 집어 넣으려는 먹이찾기 반사(rooting reflex)나, 구강 안으로 들어온 것을 씹으려는 교 반사(bite reflex)도 관계합니다. 엄마의 젖꼭지 끝부분을 유아의 경구개보다도 안쪽으로 끌어당겨 넣고 유륜(areola)은 혀 앞쪽에 고정됩니다. 뺨 점막은 젖꼭지의 측면에 밀착되고 입술을 꼭 닫아서 폐쇄된 공간을 만듭니다. 이 상태로 혀 끝에서부터 설근부를 향해서 반복되는 연동운동에 의해 빠는 압력이 높아집니다. 이와 같은 혀 운동이나 입술 폐쇄, 연하 운동은 모두가 생리적인 반사 과정으로 생각되는데, 컵으로 물을 마시거나 밥을 먹을 수 있는 아이들에게는 나타나지 않습니다. 유아는 바깥세상으로부터 자극을 받으며 성장하여, 출생 후 3개월경부터 서서히 자신의 뜻대로 모유나 분유를 삼킬 수 있게 됩니다. 이때쯤에는 손가락이나 장난감을 빨고 핥는 행동도 관찰할 수 있습니다. 5개월에는 음식물을 보면 입을 벌리게 되고 이유식을 시작합니다. 처음은 숟가락에 죽같은 음식물을 얹어서 입안으로 넣어주지만 얼마 있으면 스스로 음식을 입에 집어 넣을 수 있습니다. 7개월 전후에는 운동기능이 발달하여 혀와 구개로 음식을 짓이겨 부술 수 있게 됩니다. 7~8개월경에는 비스켓이나 과자를 손으로 쥐고 입에 넣는 동작이 시작됩니다. 또한 혀나 구개로 음식을 눌러서 으깨는 운동도 할 수 있게 되는데, 이 움직임이 9개월 경에는 입 안쪽의 잇몸으로 갈아 으깨는 기능으로 발전합니다. 앞니가 가지런히 나면서 바나나를 씹어먹을 수 있게 됩니다. 어금니가 나는 14개월 전후에는 확실하게 씹을 수 있게 되고 이쯤에서 이유는 끝나게 됩니다. 이와 같은 포식 기능, 눌러 으깨는 기능, 갈아 으깨는 기능, 씹는 기능 등은 후천적으로 획득하는 능력으로서, 부모나 아이를 자주 접촉하는 사람들의 영향을 크게 받게 됩니다.

II. 발달 장애

성인의 연하장애는 이미 갖고 있었던 정상 연하기능을 상실한 경우인데 반해 뇌성마비나 운동발달지체 아동들의 연하장애는 기능을 상실한 것이 아닙니다. 날 때부터 갖고 있어야 할 기능이 없거나 획득해야 할 기능이 발달되지 않은 경우인 것입니다. 그래서 소아의 치료는 사회복귀를 의미하는 '리허빌리테이션(rehabilitation)' 이 아니고, 습득을 의미하는 '해빌리테이션(habilitation)' 이라고 부르는 경우도 많습니다.

날 때부터 갖고 있어야 할 기능의 장애, 즉 포유할 때의 혀 운동이나 입술의 폐쇄, 연하운동의 장애에 관해서는 이미 앞에서 서술하였습니다. 포유반사 기능이 없는 아주 심한 장애아들에게는 유감스럽게도 경관영양을 계속하고 있습니다. 여기서는 생후 획득해야 하는 기능의 장애에 관하여 설명하겠습니다(표 4-3).

대부분의 중증 장애아는 구강주위의 감각 과민이나 감각 저하를 동반하고 있습니다. 출생시부터의 감각이상도 원인이 되지만 건강한 아이에게서 3개월경부터 나타나는 손가락 빨기나 장난감 핥기 같은 행동이 발달되지 못하여 구강 안으로 들어오는 음식물에 과민하게 되는 경우도 있습니다. 입술, 혀, 턱의 움직임에 문제가 있는 아동들은 연하운동의 협조부전을 보일 수 있고, 포식이나 눌러 으깨는 기능, 갈아 으깨는 기능, 저작 기능의 장애를 보입니다. 이유기에 음식을 입에 집어 넣지 못하거나 흡인이 되는 장애아들은, 부모가 구강 안쪽으로 음식을 넣어주면 통째로 삼키는 것이 습관이 되어 있는 경우가 대부분입니다. 물론 구강기관의 장애가 심하여 어떤 방법으로도 통째로 삼킬 수 없는 아동들도 적지 않습니다. 씹지 않고 통째로 삼키는 장애 아동들은 대부분 독립적으로 식사를 하거나 숟가락이나 포크 등의 기구를 사용할 수 없게 됩니다. 손으로 집어서 입에 넣을 수 없는 장애아동도 많습니다. 섭식-연하기능에 문제가 없는 장애아동 중에서 사지의 운동장애나 지적장애 때문에 스스로 식사를 하지 못하는 경우도 있습니다.

표 4-3 획득되었어야 할 섭식, 연하기능의 장애

장애	내용
1. 구강주위의 감각장애	구강주위의 감각과민이나 감각저하로 인해 구강기관의 운동기능이 발달되지 않는다. 감각장애 이외에도 출생시부터 건강한 아이에게서 보이는 손가락 빨기나 장난감 핥기 등에도 장애를 보일 수 있다.
2. 연하운동의 협조부전	호흡과 연하의 협조가 잘 되지 않거나, 입술이나 혀, 턱의 움직임에 장애가 있어 연하의 타이밍이 좋지 않은 경우가 있다. 혀 밀어내기(tongue thrust) 때문에 음식물이 밖으로 나오는 경우도 있다.
3. 포식의 장애	음식물을 자기 자신이 입안에 넣는 능력이 획득되지 않은 상태인데 구강기관의 운동장애에 의해 발생하지만, 때로는 잘못된 섭식수발 방법 때문에 생기는 경우도 있다. 후자의 경우 부모가 무리하게 적당량 이상의 음식물을 입에 넣거나 구강 안쪽으로 음식물을 밀어 넣어 주어서 습관이 된 경우다.
4. 눌러 으깨는 기능의 장애	입술, 턱의 움직임의 장애로 입을 닫을 수 없거나, 혀의 운동장애가 있어서 음식물을 눌러 으깨는 기능이 획득되지 않는 경우이다.
5. 갈아 으깨는 기능의 장애	턱, 혀, 뺨의 협조 운동에 문제가 발생하면 음식물을 갈아서 으깨는 기능이 획득되지 않는다. 스스로 먹도록 하지 않고 보호자가 음식물을 구강 안으로 넣어주어 통째로 삼키도록 하는 습관이 있는 아동도 이와 같은 문제를 보일 수 있다.
6. 저작의 장애	갈아 으깨는 기능이 획득되지 않은 경우에는 저작기능도 발달하지 않는다. 통째로 삼키기 습관이나 식사 내용, 식사에 대한 부모의 잘못된 지도, 지적장애 등에 의해 저작이 불충분한 경우도 있다.
7. 식사 동작의 장애	손으로 음식을 집어서 입에 넣는 기능이나 숟가락, 포크, 젓가락 등을 사용하여 독립적으로 식사를 하는 기능은 사지의 운동장애나 지적장애의 정도에 영향을 받아 발달이 늦어질 수 있다.

III. 연하장애의 평가

연하장애가 의심되는 뇌성마비 또는 발달장애 아동이 재활의학과에 의뢰되는 시기는, 이유식을 시작하기 힘들어 경관영양을 시작한 영아부터 연하장애 치료에 대한 소문을 듣고 뒤늦게 찾아 온 20세의 뇌성마비 장애인에 이르기까지 다양합니다. 연한 채소와 부드러운 음식을 씹지 않고 통째로 먹고 있는 장애아의 섭식 안전성을 확인하기 위해 검사가 의뢰되기도 합니다. 연하장애가 의심되는 아동에 대한 평가는 기본적으로 성인과 마찬가지입니다. 병력 청취와 신체 검사 소견은 중요하지만 환아 자신의 불편함을 알기 어렵습니다. 반복침삼키기 검사(RSST)를 시행하기도 쉽지 않습니다. 성인과 마찬가지로 비디오투시 연하검사(VFS)나 연하내시경 검사(FEES)를 시행할 수 있지만 아이들은 검사에 협조적이지 않습니다. 소아 연하장애 환자를 진료할 때 꼭 기억해야 하는 사실은 성장하면서 흡인이 증가한다는 것입니다. 신생아 때는 설골과 인두의 위치가 높아서 후두개와 연구개가 인접해 있습니다. 따라서 모유가 인두를 통과하는 시간이 대단히 짧기 때문에 젖을 빠는 힘만 충분하다면 젖이 흡인되지 않고 식도로 이동합니다. 그러나 생후 6개월~3세 사이에 설골과 후두의 위치가 서서히 아래쪽으로 이동합니다. 식괴가 인두를 통과하는 시간이 조금씩 길어지기 때문에 자연히 흡인될 가능성이 높아지게 됩니다. 2세 이후에는 자주 열이 나서 VFS 검사가 의뢰되는 경우도 종종 있습니다. 따라서 1세 미만의 영아가 검사상 아무 문제가 없다고 하더라도 '앞으로도 괜찮을 것이다' 라고 예단하지 않는 것이 현명합니다.

IV. 연하장애 아동의 치료

연하훈련을 의뢰 받으면 제일 먼저 구강 관리를 철저히 하고 영양상태를 관찰해야 하는데, 이것은 성인에서와 마찬가지입니다. 모유 또는 점도를 조정한 분유를 삼킬 수 없는 장애아동은 보상적으로 경관영양법을 시행하지만, 가능하면 간헐적 경구강식도경관영양법(IOE)이 바람직하다고 할 수 있습니다. IOE는 일본에서 시작되어 장애인을 위해 개발된 방법인데, 이전에는 구강넬라톤법이라고 부르기도 했습니다. 최근에는 경피적 내시경적위조루술(PEG)을 시행받는 환자가 많아지고 있지만 PEG가 100% 좋은 방법은 아니라는 점은 앞서 언급하였습니다.

섭식을 시도하는 제 1 단계는 간접적 연하훈련입니다. 기본적으로는 성인과 다를 이유가 없지만 표 4-4에 정리된 것과 같이 소아특유의 접근법도 이용됩니다. 소아는 구강 주위의 감각과민에 의해 섭식을 거부하는 경우가 있으므로 이를 해결하기 위해서는 탈감작(desensitization)이 필요합니다. 또한 잇몸 맛사지, 반게이드 법[52],

---

52 덴마크 코펜하겐 교외에 위치한 반게이드 어린이병원에서 개발된 치료법으로 구강인두의 근육을 자극하는 것을 골자로 한다. 반게이드 병원 내에서 사용하는 매뉴얼이 일본어로 번역되면서 '반게이드법(法)' 으로 불리고 있다. 국내에는 '반게이드법' 이라는 이름으로 소개된 적은 없으나, 구강인두자극이라는 치료원칙은 크게 다르지 않다. 다만 감각과민이 있는 아동은 훈련 자체가 고통스러울 수 있어 치료 효과를 기대하기 어렵다. (역자 주)

표 4-4 장애아 특유의 간접적 연하훈련

훈련법	내용
1. 감각과민 아동에 대한 자극법	안면, 입주위, 구강 안에서 과민한 부위를 평가하고, 손가락으로 자극해서 탈감작(desensitization)을 시행한다. 한 부위씩 시행한다. 또한 약한 자극에서 시작하여 서서히 강도를 높여 나간다.
2. 잇몸 마사지	감각자극의 목적 외에도 타액분비의 촉진, 연하운동 유발, 악관절 긴장완화 등의 목적으로 시행한다. 손가락 안쪽을 사용해서 앞니부터 어금니를 향해 리드미컬하게 문지른다.
3. 반게이드 법[52]	구륜근, 협근(뺨근육), 설근에 대하여 ①수동적 운동(마사지) ②보조능동운동(active assisted exercise) ③능동운동 ④저항운동을 시행한다. ③과 ④는 장애아동의 협조가 없이는 불가능하다. 빨기(흡철), 저작, 연하의 근력강화 또는 근육 재교육을 목적으로 시행한다. 기능이 좋은 아동은 반게이드 제 2 법으로서 ①들이 마시는 훈련, ②부는(blowing) 훈련 ③혀 훈련을 시행하고 조화 운동을 촉진한다.
4. 비호흡 훈련	입으로 숨을 쉬는(구호흡) 장애아동은 연하와 호흡의 타이밍이 좋지 않은 경우가 있기 때문에 비호흡을 별도로 연습한다. 입술과 턱을 손으로 감싸서 막아주고 코로 호흡하게 한다. 1 회 호흡 시간을 수초부터 시작해서 서서히 늘려나간다.

비호흡 훈련 등을 시행합니다.

장애 아동이 어느 정도 음식을 섭취할 수 있다고 판단하여 섭식훈련을 시작할 때에는 성인에서와 마찬가지로 체간은 뒤로 기울이고 턱을 당긴 자세를 취하게 합니다. 그러나 뇌성마비 아동은 여러가지 병적 반사의 영향이나 사지와 체간의 변형, 그리고 지금까지 가정에서 해 온 습관 때문에 이상적인 자세를 유지하기 어려운 경우도 있습니다. 이유기부터 섭식-연하를 치료하고 있는 경우에는 앉을 수 있는 의자를 사용해서 처음부터 좋은 자세로 시작할 수 있지만, 이미 1년 이상 경구섭취를 해 온 장애아동에서 흡인이 의심되는 경우에는 적용하기 어렵습니다. 이런 경우는 대부분 엄마가 아이를 안고 뒤로 눕히고 목이 뒤로 젖혀진 자세(경부 신전위)로 섭식하고 있는데 아예 습관으로 굳어져서 바꾸기 어려운 경우가 많기 때문입니다.

음식물의 형태는 VFS 등의 객관적 검사 결과를 토대로 반고형식부터 단계적으로 난이도를 변경해 가는데, 이것 역시 성인에서와 마찬가지입니다. 지적기능이 어느 정도 유지되어 있는 아동은 숟가락으로 입에 넣기 훈련, 눌러 으깨는 기능훈련, 갈아 으깨는 기능훈련, 씹기(저작)훈련 등의 방식으로 발달의 단계에 따라서 기능향상을 도모합니다. 2세 이후에 흡인이 자주 발생하는 경우는 치료하기 매우 어렵습니다. 부모 입장에서는 지금까지 식사를 입으로 해 왔으므로 앞으로도 가능할 것으로 생각하는 것이 당연합니다. 그러나 폐렴이 빈발하여 음식물 형태를 바꾸거나 경관영양법으로 진행해야 하는 경우에도 부모가 이를 받아들이지 못하여 치료에 어려움을 겪는 경우가 있습니다. 음식물을 입으로 먹지 않으면 영양을 섭취할 수 없고 아이가 불쌍하다고 위험을 무릅쓰고 경구섭취를 고집하는 부모도 있습니다. 장애 아동의 연하장애 치료는 일찍부터 시작하여 미래의 예후에 대한 교육까지 하는 것이 바람직합니다.

중증의 치매 환자, 입으로 먹어도 괜찮을까?

I. 친절한 간병인의 실수

연하장애 때문에 금식을 하고 있는 것은 지옥에 있는 것처럼 매우 고통스러운 일이라는 사실은 이미 이야기 했습니다. 우리와 같은 의료인은 먹고 싶어도 먹지 못하는 연하장애 환자들이 '조금이라도 음식을 먹을 수 있는 방법은 없을까?' 라는 고민에서 출발하여 진료에 임하고 있습니다. 그런데 이와 같은 이야기를 듣게 된 마음씨 좋은 간병인들이 '제가 근무하는 시설에 입소해 있는 고도의 치매 환자는 어떻게 하면 먹을 수 있을까요?' 라고 질문하는 경우가 있습니다. 구체적으로는 요양 시설에서 눈에 띄는 그림 4-5와 같은 환자입니다. 휠체어에 앉지도 못하고 사지에는 심한 관절구축이 와 있으며 말도 표정도 없는 환자입니다. 나는 그 환자가 다른 환자가 식사를 하는 장면을 보고 자신도 먹고 싶어하는 얼굴을 하는지 묻습니다. "유감이지만, 먹고 싶은 생각이 전혀 없는 환자에게서 입으로 섭식을 시작하는 것보다 더 위험한 일은 없습니다" 라고 저는 대답합니다. 간병인의 열정과 친절함은 이해하지만, 섭식하려는 의지가 없는 환자의 구강 안으로 무리하게 음식물을 밀어 넣더라도 연하운동의 타이밍이 제대로 맞지 않고 흡인이 될 위험성이 증가할 뿐입니다.

II. 각성 상태를 높이는 방법

그렇다면 요양 시설에서 누워서 지내는 장애인에게는 아무런 방법도 없는 것일까요? 그렇지 않습니다. 그것은 먹고 싶다는 표정을 짓지 못하는 이유가 의식 수준의 저하에서 기인한 경우가 있기 때문입니다. 심한 치매라고 하더라도 식물 상태는 아니기 때문에 환경의 변화에 의해 뇌가 활성화될 가능성이 남아 있을지도 모릅니다. 휠체어에 앉아 본 일이 없는 환자는 먼저 휠체어에 앉혀 봅니다. 수건이나 쿠션을 잘 이용하면 휠체어에서 앉은 자세를 취할 수 있습니다. 앉은 자세를 유지할 수 있게 되면 이야기를 걸어보거나, TV, 비디오, 회화(그림)를 보여주거나 음악을 들려 주어서 뇌에 다양한 자극이 전달되도록 합니다. 또한 실외로도 나가 봅니다. 간병하는 사람들의 열정이 환자의 마음을 열어주기도 합니다(그림 4-6).

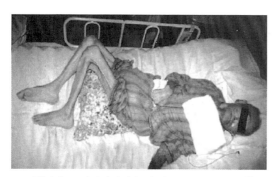

그림 4-5 요양시설에서 눈에 띄는 자리보전 환자[53]
사지의 굴곡구축이 뚜렷하다. 고관절은 우측은 외전, 좌측은 내전 되어 있다.

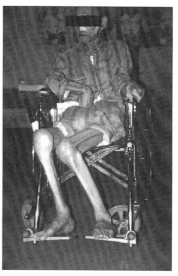

그림 4-6 좌위(앉은 자세) 유지의 중요성
고도의 치매를 동반한 중증 신체장애 환자라도 앉은 자세를 유지하는 시간을 늘리면 각성 수준이 올라갈 가능성이 높다. 그림 4-5와 동일환자가 휠체어에 앉기 시작한지 1주일 뒤의 상태이다.

III. 의욕이 높은 치매 환자는?

환자의 상태가 호전되어 무언가 매우 먹고 싶은 표정임을 확실히 알 수 있을 정도가 되면 다음과 같이 시도해 봅니다. 앞에서 이미 기술한 것과 같습니다.

① 장시간 앉은 자세를 유지할 수 있도록 전신 지구력을 갖춘다.

② 수분 및 영양상태가 양호한지를 확인한다.

③ 구강 관리가 깨끗하게 되어 있는지를 확인한다.

④ 목 부위의 관절가동 범위를 개선한다.

⑤ 간접적 연하훈련을 시작한다.

시설 내에서는 체계적으로 환자의 상태에 맞게 치료를 진행합니다. 의식 수준도 충분히 명료하고 의욕도 있다고 생각되면 신체검사를 해 봅니다. 섭식을 할 수 있을 것 같다고 판단이 된다면 전문가에게 상담해서 비디오투시 연하검사(VFS)나 연하내시경검사(FEES)를 시행합니다. 안전한 음식물 형태와 섭식자세가 결정되면 그 조건에 따라 섭식훈련을 시작합니다.

---

53 영어로는 와병 상태를 일컬어 'bed-ridden state(침대에 누운 상태)' 로 표현한다. 일본어에는 자리에 몸져누워 일어나지 못하는 노인을 일컫는 말로 '네다끼리(寢たきり)' 라는 용어를 사용하고 있다. 이부자리 문화의 영향 때문인지 우리말에도 이와 비슷하게 '병이 들어서 자리를 깔고 몸져누운 상태' 라는 뜻의 '자리보전' 이라는 단어가 있다. 본서에서는 '寢たきり' 를 '자리보전' 으로 번역하였다.

50 흡인성 폐렴의 원인은
식사의 흡인만이 아니다

I. 금식 중인 연하장애 환자

흡인성 폐렴이 의심되어 응급실이나 호흡기 내과에 입원한 고령의 환자는 우선 항생제 치료를 받으면서 금식을 하게 됩니다. 그것은 집에서 식사를 하다가 흡인이 된 것이 흡인성 폐렴의 원인이라고 판단했기 때문입니다. 그러나 폐렴에 이환되기 전에는 건강하고 입으로 식사하는 것에 문제가 없었던 환자라면, 폐렴 치료 후 비디오투시 연하검사(VFS)를 시행하여도 흡인이 관찰되는 경우가 거의 없습니다. 그렇다면 정말로 식사를 흡인한 것이 흡인성 폐렴의 원인이었을까요? 광범위한 뇌혈관장애나 다발성 뇌경색에 의한 가성구마비로 심한 연하장애가 있는 환자는 금식을 하고 있음에도 불구하고 흡인성 폐렴이 반복되는 것을 종종 볼 수 있습니다. 식사의 흡인이 흡인성 폐렴의 원인이 아니라면 무엇이 원인일까요?

바로 침(타액)이 흡인성 폐렴의 원인이 된 것입니다.

타액은 자신의 신체가 만들어 낸 것이므로 깨끗할 것이라고 오해하는 의료인이 의외로 많은 것 같습니다. 검사 장면에서 흡인이 발견되지 않는다고 해도 자고 있는 동안에 타액을 흡인하는 고령자가 결코 적지 않습니다. 타액이 청결한지 오염되어 있는지는 당연히 구강 관리에 의해 결정됩니다. 고령 때문에 집에서 구강 관리를 소홀히 한 경우에 치태(dental plaque)가 축적됩니다. 1 그램의 치태 속에는 수백억 개 이상의 세균이 있으며, 타액은 완전히 오염되어 있습니다. '치아가 전혀 없고 의치이기 때문에 괜찮다' 라는 것도 오해입니다. 뺨의 점막이나 혀도 방치하면 오염되어 버립니다.

II. 경비위 경관영양법과 흡인성 폐렴

연하장애 때문에 경구 섭취를 못하는 환자에게 경비위 경관영양법이 시행되는 경우가 종종 있는데, 이 튜브가 인두와 후두에 악영향을 미치고 있는 것에 관해서는 여러 번 언급했습니다. 튜브는 생체에 있어서는 이물질이기 때문에 그 주위에 세균이 모여서 감염의 위험이 증가하는 것이 또 하나의 단점입니다. 경비위경관영양법을 대신하는 방법으로서는 중심정맥영양법 또는 간헐적경관영양법을 얼마 동안 유지하거나, 아니면 경피적내시경적위조루술(PEG)을 시행하는 방법이 있습니다. 최근에 PEG가 급증하고 있는데, PEG 를 시행한 뒤에도 흡인성 폐렴이 반복된다는 보고가 있습니다. 이것은 구강 관리가 부족한 시설측 문제도 원인이기 때문입니다. PEG를 시행하더라도 반드시 하루에 4회 이상 구강케어를 해야 합니다.

III. 위식도역류증과 흡인성 폐렴

'PEG도 시행했고, 구강케어도 충분하며 VFS에서 흡인도 보이지 않는데 흡인성 폐렴이 반복된다' 는 환자를 만날 때가 있습니다. 그렇다면 도대체 무엇이 원인일까요? 이 질문에는 정답이 없지만, 최근에 주목을 받고 있는 것은 위의 내용물이 식도로 역류하여 연하반사를 일으키지 않고 후두내로 침입했을 가능성입니다. 위(胃)의 기능에 관해서는 제 40항에서 설명했는데, '수용성 이완' 이라는 반사가 발생하지 않은 상태에서 대량의 음식물이 위(胃)로 들어가면 위내압이 높아져서 구토나 위식도역류증을 발생시킬 위험이 높아집니다. 또한 위(胃)의 연동운동 저하가 위식도역류증을 조장한다고 판단됩니다. 이와 같이 PEG가 완벽한 방법이 아니라는 것을 알고 있어야겠지요.

IV. 안지오텐신 전환효소 억제제와 흡인성 폐렴

안지오텐신 전환효소 억제제(angiotensin converting enzyme inhibitor, ACE Inhibitor, ACE 억제제)는 고혈압 치료제이지만, 이 약제를 복용하는 고령자에게 흡인성 폐렴이 적다는 보고가 있습니다. ACE 억제제의 부작용 중에서 마른기침이 흔하다는 것은 잘 알려진 사실인데, 이것을 응용한 것입니다. 자기도 모르게 소량의 타액이 흡인되던 고령자가 ACE 억제제를 복용하면 그 부작용으로 기침이 나기 때문에 흡인된 타액이 객출된다는 것입니다. ACE 억제제에는 서브스탠스 P(Substance P)의 분해를 억제하는 작용이 있는데 그 때문에 체내 substance P가 증가하여 기침이 나는 것으로 추정하고 있습니다. Substance P는 기침반사를 일으키게 하는 내인성 물질이고 동시에 연하반사를 일으키는 작용도 갖고 있습니다. 폐렴의 병력이 있는 고령자에게는 객담 중에 substance P가 저하되어 있다는 것이 알려져 있고, ACE 억제제가 연하반사를 강하게 하는 작용도 갖고 있다고 추정하고 있는데 아직은 실증된 증거가 없습니다. 또한 흡인성 폐렴이 반복되는 환자에게 ACE inhibitor를 투여함으로써 폐렴이 발생하지 않게 되었다는 보고도 아직 없습니다. 고추의 성분 중의 하나인 캡사이신(Capsaicin)도 체내의 substance P를 상승시키는 물질인데, 연하반사가 저하된 고령자에게 투여하면 반사가 개선된다고 합니다. 그러나 이것도 과학적으로 실증되었다고 말하기 어려운 상황입니다. 김치를 많이 먹는 한국 사람에게 흡인성 폐렴이 적은 것은 아닐 것입니다.

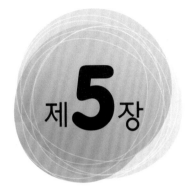

제**5**장

연하장애의 재활 전략

급성기부터 개입하는 연하장애 치료팀

I. 연하장애 재활의 전략

음식물을 경구로 섭취할 수 없게 된 환자에게 연하훈련이 효과적이라는 것을 듣고서 '연하훈련' 이 곧, '음식을 먹는 훈련(직접 훈련)' 이라고 오해하는 분이 많은 듯 합니다. 이 책을 여기까지 쭉 읽어 온 여러분은 이런 지레짐작으로 실수하는 일은 없으리라 믿습니다. 재활의학적 치료는 평가를 통해 목적과 적응증을 확립한 후에 구체적인 치료계획을 수립합니다. 환자 개개인의 상태에 맞는 목적을 달성하기 위해 주도면밀하게 준비한 계획을 전략(strategy)이라고 말합니다.

연하장애의 재활치료체계의 전체 개요는 그림 1-4에 명시된 것과 같습니다. 이번 장에서는 의료진(staff)의 측면에 초점을 맞추어 급성기부터 시작되는 팀 접근법(team approach)에 관하여 설명하겠습니다.

II. 급성기 재활의 목적

의료기술이 진보하고 의료개념이 변화하면서 '재활의료는 발병초기(제1~2병일)부터 시작된다' 는 것이 이제 상식(常識)이 되었습니다. 구급차나 구급헬리콥터로 운반되어 집중치료실(ICU)에 입원한 환자는 이상적으로는 그날부터 재활치료를 받게됩니다. 물론 과격한 근력 강화훈련이 시행되지는 않고 폐용증후군을 예방하는 것이 초기 재활치료의 목적입니다. 연하장애의 경우에는 섭식이 금지된 환자가 입을 움직이거나 삼키는 근력이 저하되지 않도록 예방하는 것이 중요합니다. 또한 몇번이나 말해왔지만 흡인성 폐렴을 예방하는 것이 중요하므로 구강 관리를 철저히 하고, 이와 함께 부주의하게 경비위경관영양을 지속하는 것을 피하도록 유념해야 합니다(표 5-1).

III. 급성기 치료에 관여하는 의료진

ICU 등의 병실에 입원한 직후부터 치료에 관여하는 것은 담당의사와 간호사입니다. 우선 생명을 살리는 것에 전력투구하는 것은 당연하지만, 조기에 재활의학과에 의뢰하는 것을 잊지 말아 주셨으면 합니다. 최근에는 주임상경로(Critical pathway)를 이용하는 경우도 있는데, 이런 경우에는 확실하게 의뢰가 전달되는 시스템이 갖추어져 있습니다. 주임상경로란 미리 준비된 스케줄표인데 모든 환자에게 균일하고 빠짐 없이 표준화된 의

표 5-1 급성기의 섭식, 연하장애 치료법

치료내용	치료담당자	목적
1. 정신자극	담당의사 재활의학과의사 간호사 작업치료사(OT)	각성 수준을 높이고 지적장애나 의욕저하의 진행을 예방한다. 섭식에 대한 기대를 잃지 않도록 한다
2. 구강케어(위생관리)	간호사 치과의사 치과위생사	타액의 오염이나 치구, 설태의 축적을 방지하고, 타액 분비를 촉진하여 흡인성 폐렴을 예방한다.
3. 자세잡기(Positioning)	담당의사 재활의학과의사 간호사	흡인을 예방하기 위한 자세(고개 돌리기, 성한 쪽이 아래로 가도록 반측와위(반쯤 옆으로 누운 자세))를 취하게 함으로써 흡인성 폐렴을 예방한다
4. 경비위관의 제거	담당의사 간호사	인두와 후두의 오염을 예방하고 피열을 보호하며, 연하반사가 억제되지 않도록 한다.
5. 빨리 자리에서 일어나 앉게 하기	담당의사 재활의학과 의사 간호사 물리치료사(PT)	전신의 근력과 지구력이 저하되지 않도록 하여 섭식에 문제가 없도록 준비한다.
6. 간접적 연하훈련	재활의학과의사(처방) 언어치료사(ST) 작업치료사(OT)	저작근, 혀, 연하운동에 관계하는 근육의 근력저하를 예방한다. 구강에서 후두까지의 연하관련 기관, 악관절의 구축을 방지한다.
7. 폐용증후군예방(관절 구축, 근력저하)	재활의학과 의사(처방) 물리치료사(PT)	목 부위의 구축이나 상하지, 체간근, 복근의 근력저하를 예방한다.

료가 제공되도록 하는 것이 그 목적입니다.

응급병동에서는 간호사의 역할이 중요한데, 흡인성 폐렴을 예방하기 위해서는 구강케어나 자세변경(positioning)을 담당합니다. 환자 가운데는 개구(입벌림)가 안 되거나 이와 잇몸, 치조에 문제가 있는 경우도 있습니다. 가능하다면 입원 초기에 치과의사나 치과위생사에게 왕진을 의뢰하는 것이 바람직합니다.

진료의뢰를 받은 재활의학의사는 장애를 파악한 뒤에 물리치료사(PT), 작업치료사(OT), 언어치료사(ST)에게 훈련을 지시(처방)합니다. 의식장애가 없다면 PT가 사지 및 목 부위의 관절가동범위 유지를 담당하고, OT는 식사에 관한 평가와 치료를 시행하며, ST가 간접적 연하훈련을 담당합니다.

IV. 연하팀과 컨퍼런스

비록 급성기라고 하더라도 연하장애에 대처하는 직원의 수는 결코 적지 않기 때문에 병태나 장애의 파악을 목적으로 연하 컨퍼런스를 정기적으로 하는 것이 바람직합니다. 표 5-1은 급성기의 연하장애 치료 항목과 담당자를 보여주고 있는데, 실제 누가 어떤 항목을 담당하는지를 사전에 명확하게 하는 것이 좋겠습니다. 컨퍼런스는 자주 개최할 필요는 없지만 문제가 생기면 재활의학과 의사와 상의할 수 있도록 합니다.

52 연하장애 치료에서 각 치료사의 역할

I. 연하팀은 초학제적이다(transdisciplinary approach)

갑자기 어려운 단어를 써서 죄송합니다. 쉬운 내용이니까 안심하세요.

오래 전에는 의사와 간호사 두 직종만으로 치료가 이루어졌습니다. 그러나 최근에는 검사 기사나 방사선기사, 의공학자 등 많은 전문직종이 참가하여 치료하는 팀 의료의 형태로 바뀌고 있습니다. 많은 전문직종이 치료에 직접 참가하는 의료형태를 다직종 또는 다학제적 접근(multidisciplinary approach)이라고 합니다. 각각의 전문직종의 역할이 결정되어 있어서 각자가 전문기술을 사용해서 치료합니다. 재활의학적 치료는 대표적인 팀 의료로서 물리치료사(PT), 작업치료사(OT), 언어치료사(ST), 의료사회사업가 등의 의료보조인력(paramedical)이 직접적으로 의료행위에 가담하고 있습니다. 더욱이 재활의료에서는 각 직종의 치료내용이나 장애의 평가에 관해서 상호 정보교환이 필요합니다. 치료방침을 통일하기 위해서 팀 컨퍼런스를 개최하여 정보와 의견을 교환하며 팀의 리더가 최종결정을 합니다. 이와 같은 종합적인 협력를 중시하는 의료형태를 직종간 또는 학제간 접근(interdisciplinary approach)이라고 합니다.

그런데 각 전문직종이 시행하는 치료내용은 다른 질환처럼 구분이 명확하지는 않습니다. 그것은 PT나 OT의 역사가 연하장애의 재활치료의 역사보다 오래되었기 때문입니다. 따라서 연하장애의 간접 훈련 또는 직접 훈련은 어느 직종이 담당하는지, 구강 관리는 어느 직종이 담당할 것인지 확실하게 정해져 있지 않습니다. 최근에 일본에서는 타직종보다 언어치료 관련 학과에서 가장 먼저 연하장애에 대한 강의가 의무화되고 국가시험에도 출제되도록 하였습니다.[54] 따라서 연하장애의 재활에 있어서는 여러가지 직종의 역할을 완전히 결정하지 않고 영역을 넘어서 서로 보완하는 것이 필요합니다. 경계영역, 즉 어떤 직종이 담당해도 좋은 영역이 넓다는 뜻입니다. 이와 같은 의료형태를 초직종 또는 초학제적 접근(transdisciplinary approach)이라고 합니다.

'연하장애의 재활치료를 도입하고 싶지만, 우리 병원에는 ST가 없습니다. 그래도 가능할까요?' 와 같은 질문을 받는 경우가 많습니다. 이런 경우에는 우선 '간접 훈련을 작업치료사(OT)가 시행하고 직접 훈련은 간호사가 시행하도록 연구해 보세요' 라고 답하고 있습니다. 물론 지식이나 기술을 공부해야 하고, 평가를 할 수 있는 의사가 있어야 한다는 것도 덧붙여 이야기하고 있습니다.

---

54 현재 국내에는 연하장애 치료를 대부분 작업치료사가 담당하고 있다. 따라서 본 장의 내용은 국내 상황과 다른 점이 많음을 참고하여 읽어주기 바란다. (역자 주)

II. 각 치료 스탭의 주된 역할

어느 직종이 무슨 훈련을 담당해야 하는지에 관하여 무리하게 결정해야만 할 이유는 없습니다. 의료기관마다 서로 논의하여 각각의 담당 업무를 결정해도 좋습니다. 단, 잘 모르는 새로운 내용을 서툴게 시행하는 것보다는 숙달된 내용을 담당하는 편이 효율적입니다. 그래서 여기서는 연하치료에 있어 일반적인 역할분담에 관하여 설명하겠습니다.

1. 의사

의사는 연하장애의 평가 및 치료방침의 결정을 담당합니다. 의사는 재활의학 전문직종과 함께 일한다는 점에서 재활의학과 의사가 담당하는 경우가 많지만, 이비인후과 의사나 신경과 의사, 신경외과 의사, 내과 의사가 담당하는 경우도 있습니다. 단, 연하장애에 대해 정통하여 의료보조인력과 원활하게 의사소통을 할 수 있는 능력이 요구됩니다(그림 5-1). 팀 접근법을 사용하므로 컨퍼런스나 세미나 등을 개최하여 각 전문직의 의견에 귀를 기울이는 시스템이 요구됩니다(그림 5-2). 치과의사(구강외과의사)는 치과치료뿐 아니라 섭식-연하의 검사와 치료, 기능 훈련 또는 구강관리 프로그램을 운영하기도 합니다.

2. 간호사

간호사는 병동에서 일상생활동작을 평가하고 훈련한다는 관점에서 섭식훈련(직접 연하훈련)을 시행합니다. 식사는 하루에 3회 하므로 환자를 접하는 시간이 가장 긴 셈입니다. 식사동작을 환자 스스로 시행하는 것과도 깊이 관련이 있습니다. 집으로 복귀할 때에는 식사동작에 대한 간병을 교육하는 임무도 맡습니다.

3. 물리치료사(PT)

PT는 체력과 근력, 관절가동범위 측면에서 연하장애 환자를 돕습니다. 누워 일어나지 못하던 상태에서 앉는 자세를 유지하게 하고, 더 가능하면 일어서고 걸을 수 있도록 돕는 것은 연하기능의 개선과도 연결됩니다. 목 부위의 관절가동범위 훈련이나 설골상근육군, 복근의 근력강화 훈련 등을 담당합니다.

4. 작업치료사(OT)

OT는 일상생활동작을 훈련한다는 관점에서 직접 및 간접 훈련을 시행합니다. 또한 정신기능을 촉진시키는 것이 연하기능이 호전되는 것과 연결되므로 다양한 작업을 사용한 기능적 작업치료를 적극적으로 도입합니다.

5. 언어치료사(ST)

음성, 언어의 기능이 연하기능과 유사하기 때문에 언어치료사가 적극적으로 간접적 연하훈련에 관여합니다. 또한 연하훈련식을 사용한 직접적 연하훈련에도 관여합니다.

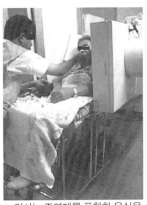

a: 의사는 조영제를 포함한 음식을
삼키도록 하여 검사한다

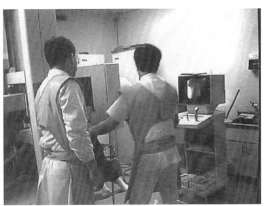

b: 의사는 모니터로 확인하면서 검사한다

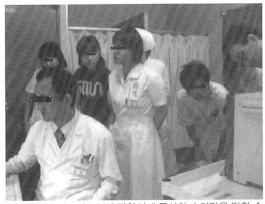

c: 간호사나 치료사도 X선 관찰실에 동석하여 의견을 말할 수
있다

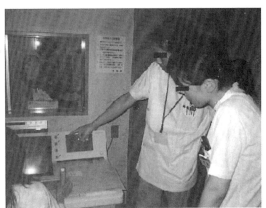

d: 의사가 치료사에게 검사 결과를 설명하고 있다

그림 5-1 비디오투시 연하검사(VFS)의 장면

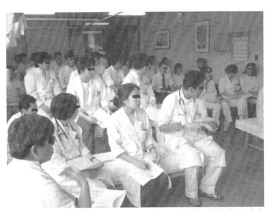

a: 세미나에는 의사 이외 각분야의 치료사, 간호사 등이 모인다

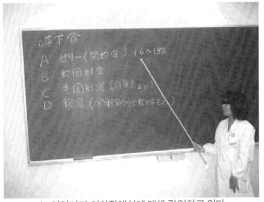

b: 영양사가 연하장애식에 대해 강의하고 있다

그림 5-2 세미나 모습

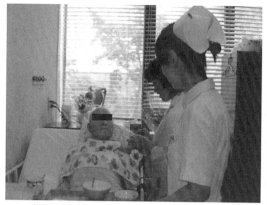
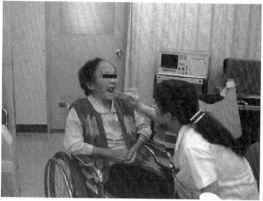

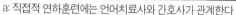

a: 직접적 연하훈련에는 언어치료사와 간호사가 관계한다   b: 간접적 연하훈련을 시행하는 장면

그림 5-3 **연하훈련 장면**

6. 영양사, 관리영양사, 조리사

식품과 영양에 정통하기 때문에 연하장애식의 메뉴나 물성의 조정에 관여합니다. 실제로 환자가 섭식하고 있는 현장에도 동석해서 섭식에 관한 문제점을 검토하기도 합니다. 재활의료의 중요한 멤버로서 세미나에도 함께합니다(그림 5-2).

7. 치과위생사(DH)

이와 잇몸, 치조의 위생에 관한 전문가로서 연하장애 환자를 돕습니다. 구강케어를 실시하고 그 방법을 교육하며, 저작이나 혀 운동의 기능평가와 훈련에도 관여하고 있습니다.

53 간호사는 연하장애 재활치료의 주역이다

I. 드러누워만 있으면 좋아지지 않는다

　연하장애의 재활에 관하여 강연을 들으러 온 의료복지관계자들이 가장 쉽게 오해하는 것은 '연하장애인들에게 제공해야 할 의료는 연하장애치료뿐'이라고 한정하여 생각하는 것입니다. 연하장애가 있는 환자 가운데 신체에는 거의 이상이 없고 연하장애만 문제인 경우는 아주 극소수이며 실제 거의 볼 수 없습니다. 또한 반대로 신체 증상이 회복될수록 연하기능도 좋아집니다. 따라서 '연하훈련의 방법을 가르쳐 달라'고 호소하기 전에 '내가 속한 의료기관에서는 누워서 못 일어나는 환자를 만들고 있지는 않은가' 먼저 자문하는 것이 올바른 순서일 듯 합니다.

　일반적으로 병원에 입원해 있는 환자가 병동에서 지내는 것에 대해 떠오르는 이미지는 다음과 같습니다.

　① 하루 종일 잠옷 같은 환자복을 입고 있다.

　② 검사 때에는 휠체어에 타서 밀려다닌다.

　③ 검사나 치료 처치 시간 이외는 드러누워 지낸다.

　④ 낮에도 잘 때가 많다.

　⑤ TV는 보지만 신문은 안본다.

　혹시 여러분의 병원도 이와 같은 상황은 아닙니까? 더구나 고령자나 장애인은 넘어지는 것을 피하기 위해서 스스로 화장실에 가는 것조차 금지되고 있습니다. 고열이 있거나 중증 심부전 때문에 고통을 받고 있거나 수술 직후 같은 경우라면 어쩔 수 없지만 그렇지도 않은 환자까지 활동성이 매우 떨어지는 것입니다. 심한 경우에는 화장실에 가서 배뇨하는 것을 수발할 인력이 없다는 이유로 자리에 누워 변기에 배뇨하는가 하면, 최악의 경우에는 기저귀를 차기까지 합니다. 그러니 "자리보전(bed-ridden) 환자 제조공장"이 따로 없습니다.

　재활의학과 병동의 간호사는 이와 같이 폐용증후군을 만들어 내는 간호는 결코 하지 않습니다. 그건 기본이고 환자를 적극적으로 움직이게 하고 활동적인 입원생활을 보낼 수 있도록 돕습니다. 누워서 일어나지 못했던 자리보전 환자에게는 휠체어에 타는 시간을 늘리고, 훈련현장에서 보행훈련이 가능해진 환자의 경우에는 병동에서도 일어서거나 걷기 운동을 합니다. 물론 이 일은 간호사의 역할입니다. 환자는 매일 아침 환자복을 벗고 평상복으로 갈아 입으며, 배설도 화장실에 가서 합니다 (그림 5-4).[55]

55　우리 나라에서는 간호인력이 이 같은 업무를 담당하기 어렵다. 다양한 이유가 있겠으나, 낮은의료수가로 인해 병원에서 충분한 수의 간호인력을 고용할 수 없는 것이 가장 큰 요인이라고 생각한다. 이번 장의 내용도 이와 같은 국내 형편을 고려하면서 읽어 주기 바란다. (역자 주)

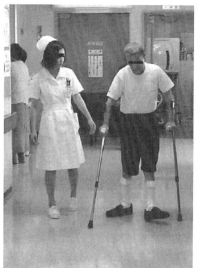

a: 보행 훈련

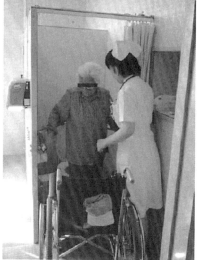

b: 배설 동작훈련

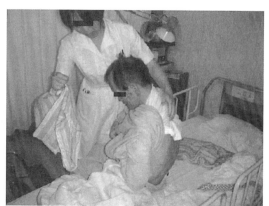

c: 착탈의 동작훈련

그림 5-4 **간호사에 의한 일상생활동작(ADL) 훈련**

II. 보람 있는 간호사의 일

　재활병동에 근무하는 간호사는 모두 생기가 넘칩니다. 그것은 간호사의 일을 통해 환자의 기능이 좋아지고 건강하게 되어가기 때문입니다. 내과 병동을 비롯한 일반병동에서 간호사는 치료의 조연으로서 활동하고 있습니다. '병을 치료하는 것은 의사의 역할이고 간호사는 마음을 돌본다' 는 고정관념이 있는 듯 느끼는 것이 저 혼자만은 아닐 것입니다. 그러나 저는 재활의학적 치료에서는 간호사 또한 환자의 병이나 장애를 치료하는 주역이라고 늘 생각하고 있습니다. 간호사가 파업한다면 환자는 절대로 좋아지지 않을 것입니다.

　간호사의 중요한 역할은 전신 지구력의 향상과 일상생활동작(activities of daily living, ADL)의 자립을 돕는 것입니다. 환자가 현재 상황에서 무엇을 할 수 있는지, 무엇을 수발해야 하는지를 정확히 평가하여 가능한 모든 자립을 지원해야만 합니다. 병동에서 일어서기, 보행훈련을 계획하거나 식사동작, 꾸미기, 옷 갈아입기, 배

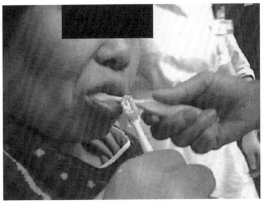

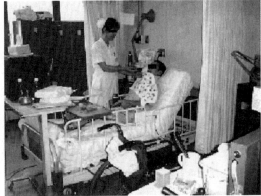

a: 구강 관리　　　　　　　　　　b: 직접적 연하훈련(섭식훈련)

그림 5-5　**간호사가 시행하는 연하장애 치료**

설동작, 목욕 동작 등의 ADL을 훈련시키는 것도 업무에 포함됩니다(그림 5-4).

때로는 환자에게 엄격하고 가차 없는 존재일 수도 있습니다. 그러나 자립을 지원하는 일은 질병을 극복하는 의욕을 높여 가정으로 복귀하고 사회에 참여하도록 환자의 마음을 돌보는 일과도 연결됩니다. 드러누워 자리보전하여 하루하루 보내고 있는 환자에게 "힘내세요, 병마에 맞서서 싸웁시다" 같은 말을 수백 번 다정하게 건넨다고 해도, 그것은 사회로 복귀하는 것과는 거리가 멀고 진정한 마음의 위로가 될 수 없다고 생각합니다.

III. 연하장애의 재활에 있어서 간호사의 역할

누워 일어나지 못하는 자리보전 환자가 그 상태에서 구출되어 휠체어에 앉고, 더 나아가 걷게 되면서 전신 지구력만 호전되어도 연하기능은 좋아집니다. 이 일에 관여하는 것만으로도 간호사는 중요한 역할을 하는 것이지만, 이에 덧붙여 효과적인 치료를 더 제공할 수 있습니다.

먼저 구강관리를 하루에 4번 이상 하거나 장애인 자신이 스스로 하도록 지도합니다. 구강 관리의 중요성은 이미 수차례 언급했는데 실제 시행하는 직종을 정해야 합니다. 치과위생사가 하는 것도 좋지만 그것은 하루에 한 번뿐입니다. 구강케어 또는 그 준비를 스스로 할 수 없는 환자의 경우 나머지는 간호사가 담당하게 됩니다.

두번째로 직접적 연하훈련(섭식훈련)입니다. 기본적으로는 언어치료사가 섭식훈련을 시키는 일이 많겠지만 이것도 하루 한 번입니다. 식사는 하루에 세 번 하는 것이 통상적이므로 나머지 두 번은 간호사가 훈련하게 됩니다. 또한 언어치료사는 섭식의 자세나 기술의 전문가이긴 해도 식사동작을 ADL의 관점에서 보고 독립성을 향상시키는 것에 관해서는 전문가가 아닙니다. 간호사는 '식사동작의 자립' 이라는 관점으로 일반적인 환자에게 시행해 왔던 기술을 연하장애 환자에게도 응용할 수 있습니다(그림 5-5). 더욱이 언어치료사나 작업치료사가 근무하지 않는 의료기관에서는 이 두 직종을 대신해서 간접적 연하훈련을 담당합니다. 그 기술에 관해서는 이미 기술하였으므로 간호인력이 이에 관해 철저하게 공부하는 것이 필요합니다.

직접적 연하훈련이 허가되지 않았거나, 전량 경구섭취가 불가능한 환자의 경우 간헐적 경관영양이 시행됩니다. 이것은 하루에 3회씩 고단백유동식 및 수분을 주입하는 것입니다. 총 6회의 튜브 삽입은 도대체 누가 할까요? 환자 자신이 간헐적 경구강식도경관영양법(IOE)을 하고 있던 경우에는 문제 없으나(그림 3-30) 스스로 할 수 없는 환자의 경우에는 의사 또는 간호사가 하는 것 외에는 방법이 없습니다. 처음 시행하는 경우에는 비디오투시 연하검사(VFS)에서 튜브의 위치와 주입상황을 의사가 확인합니다. 또한 삽입이 어려운 환자는 의사가 시행합니다. 그러나 1일의 회수가 많은 통상업무는 의사의 지도하에 간호사가 합니다(그림 3-29). 이상과 같이 많은 업무를 간호사가 하고 있는 셈입니다. 그러나 '너무 힘들어서 그만두겠습니다' 고 말한 간호사는 제가 근무하는 병원에는 한 사람도 없었습니다. 오히려 모든 간호사가 건강해지는 환자를 보며 기쁨을 느끼고 참 좋은 직업이라고 말합니다. 간호사, 당신은 연하장애 재활의 주역입니다!

 Coffee Break 일본의 인정 간호사 제도

일본 간호사 협회에는 전문간호사 제도와 인정간호사 제도가 있는데, 숙련된 간호기술과 지식을 가진 간호사를 육성하기 위해 힘을 다하고 있습니다. 현재 지정되어 있는 전문간호 분야는 ①암간호 ②전신간호 ③지역간호 ④노인간호 ⑤소아간호 ⑥모성간호 ⑦성인간호(만성) ⑧중환자간호 ⑨감염간호의 9개 분야입니다. 한편 인정간호 분야는 ①응급간호 ②창상, 도관(-ostomy), 실금(WOC)간호 ③중증집중케어 ④호스피스케어 ⑤암성동통간호 ⑥암 화학요법간호 ⑦감염관리 ⑧방문간호 ⑨당뇨병간호 ⑩불임간호 ⑪신생아집중케어 ⑫투석간호 ⑬수술간호 ⑭유방암 간호 ⑮섭식-연하장애 간호 ⑯소아응급간호 ⑰치매 고령자 간호의 17분야입니다. 연하장애 분야도 포함되어 있는데, 장애인에게 도움이 되는 고도의 의료와 간호가 제공될 수 있도록 노력하고 있습니다. 일본섭식연하재활학회에서는 간호사 외에 다른 직종에도 전문적인 자격이 주어질 수 있는 제도를 신설하도록 검토를 거듭하고 있습니다.

연하장애 재활치료의 목적은 장애의 완치만은 아니다

I. 연하장애는 완치되지 않는다

이 책 첫머리 근처에서 "연하장애는 완치가 안된다"고 쓴 것을 여러분은 기억하십니까? 그 때에는 무슨 말인지 별로 이해되지 않은 분도 많았을 것이고, 개중에는 맥이 풀렸다는 분도 있었으리라 생각합니다. 그래도 여기까지 독파하신 분은 그 이유를 납득하시리라 믿습니다. 여기서는 연하장애 재활치료의 목적을 한번 더 생각해 봅시다.

II. 연하장애 재활의 목적

연하장애가 완전히 낫기 어려운 것이라면 재활의료의 목적은 완전한 치유를 목표로 하는 것은 아니라는 뜻입니다. 의료인 중에서도 '이건 낫지 않아', '이제 틀렸어' 라고 말하는 사람도 있습니다. 나을 것인가, 낫지 않을 것인가를 감별하는 것이 중요한 것이 아니고, 어떻게 하면 조금이라도 더 행복해질 수 있는지를 생각하는 것이 재활의학적 치료입니다. 섭식을 가능하게 할 수단으로서는 먼저 음식물의 형태를 고려해야 합니다. 그리고 섭식 자세를 검토합니다. 마지막으로 특수한 섭식 수발 방법을 선택합니다. 이런 항목들은 평가와 검사 결과를 기초로 해서 결정합니다. 이와 같은 치료적 고려 사항은 치료가 진행되면서 함께 변화하지만, 장애가 완치될 수는 없기 때문에 상태가 호전되었더라도 안심할 수는 없습니다.

환자 중에는 평생토록 안전 수칙을 지켜야 하는 분도 있습니다(그림 5-6). 한편으로 입으로 전량 섭취하는 것이 목적이 아닌 경우도 있습니다. 30° 리클라이닝 자세로 아이스크림을 소량 먹을 수 있게 된 것으로도 대단히 즐겁다고 이야기하는 고령자도 있습니다. 의료인은 어떻게든 제공된 음식을 남기지 않고 먹게 하는 것을 치료 성공이라고 판단하는 경향이 있습니다. 그러나 음식물을 전혀 입에 대지 못하던 환자가 한 입 먹은 것 만으로도 대만족이라고 이야기하는 경우는 결코 적지 않습니다. 영양은 위루를 통해서도 보충할 수 있으므로 '즐기는 정도의 섭식' 도 소중하게 여길 수 있길 바랍니다.

III. 회복기 재활치료의 흐름

회복기의 연하치료를 담당한 의사는 환자의 문제점을 정리합니다. 그 문제점에는 섭식과 연하뿐 아니라 그

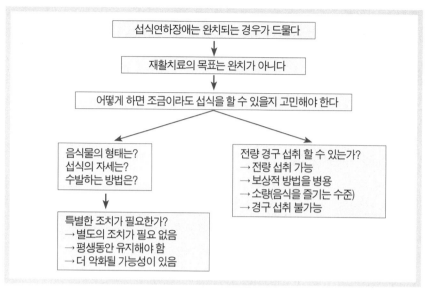

그림 5-6 연하장애재활의 목적

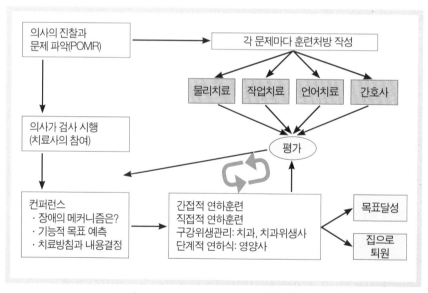

그림 5-7 회복기의 연하장애 재활의 흐름

이외의 내용도 당연히 포함됩니다. 전신 지구력이나 영양의 문제 등 간접적으로 섭식, 연하에 관련된 사항은 특히 중요하므로 이를 놓쳐서는 안됩니다. 문제점은 문제 지향형 의무기록 기재 방식(Problem oriented medical record system: POMR)에 따라서 정리합니다. 각 문제점에 따라서 그것을 담당하는 각각의 치료사에게 훈련처방전을 작성하여 지시합니다. '연하반사의 감소' 라는 문제에 관해서는 언어치료사(ST)에게 간접적 연하훈련을 지시하고, '비위생적인 구강 상태' 라는 문제점에 관해서는 담당 간호사에게 구강케어를 지시합니다(그림 5-7).

의료진은 각각의 전문분야의 입장에서 기능을 평가합니다. 의사는 필요에 따라 비디오투시 연하검사(VFS)나 연하내시경검사(FEES)를 시행하는데, 이 때 치료진이 함께 동석하여 시행할 수 있으면 그 자리에서 의견을 교환할 수 있어 바람직합니다(그림 5-1). 의사의 검사 소견과 치료팀의 평가 결과가 모이면 연하 컨퍼런스를 개최합니다. 컨퍼런스에서는 연하장애의 메커니즘이나 기능적 목표, 구체적인 치료 내용에 관하여 서로 이야기 합니다(그림 5-8).

치료 방침이 결정되면 간접적 연하훈련이나 직접적 연하훈련이 시행되는데, 동시에 구강관리 및 영양 상태의 개선, 전신 지구력 훈련도 진행해야 하는 것은 두

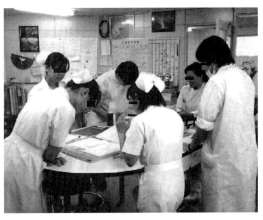

그림 5-8 병동에서 가지는 컨퍼런스 모습
담당 의사, 간호사, 치료사가 서로 이야기하고 있다.

말할 나위가 없습니다. 기능평가나 검사는 한번만 하는 것이 아니고 환자의 기능이 호전되는 것에 따라서 반복 시행합니다. 컨퍼런스도 적당하게 개최되면, 필요에 따라 단계적 연하장애식에 관해 영양사 토의할 수도 있습니다. 그 환자의 최대 기능 수준에 도달되면 퇴원하게 되는데, 그 전에 재택 생활을 위한 식사지도나 수발에 대한 교육도 해야 합니다. 수발보험 등의 절차도 사전에 밟습니다. 최종 목표는 초기에 예측한 기능과 동일하다면 좋지만 환자에 따라서는 예상을 밑돌거나 상회하는 경우도 있는데 그런 사례들을 차례로 검토하는 것이 바람직합니다.

Ⅳ. 장애인의 삶의 질(QOL)

우리가 치료에 중점을 지나치게 두게 되면, 환자의 삶의 질에 관해서는 등한시하는 경우가 많습니다. 정말로 중요한 것은 환자가 느끼는 즐거움입니다. 할 수 있는 일과 할 수 없는 일을 판단한 뒤에 환자가 원하는 것이 무엇인지 물어보는 것이 중요합니다. 평이한 음식만 많이 섭식하기 보다는 소량이라도 난이도가 높은 음식물을 먹고 싶다고 희망하는 환자도 있습니다. '즐기는 정도의 섭식' 을 희망하는 환자에게 '그 즐기기를 원하는 것이 무엇인가? 기호인가, 맛인가?' 라는 관점에 관하여 이야기하여 치료진과 환자 자신, 가족이 합의하도록 노력해야 합니다. 퇴원 후 소량의 알콜을 섭취하고 있는 환자는 의외로 많은 듯 합니다. 차는 마시지 못해도 맥주는 마신다는 환자도 있습니다. 술을 원료로 젤리를 만들어 먹고 있다는 환자의 이야기를 들으면 제 마음도 따뜻해지는 것 같습니다.

퇴원 후에도 이어지는 섭식지도

I. 퇴원 후의 섭식지도의 의의

음식물 형태나 섭식자세 등을 변경하여 입으로 식사를 할 수 있게 된 연하장애 환자는 결코 장애가 완치되지는 않았습니다. 예컨대 입원생활 중에 일반적인 음식을 먹을 수 있게 되었다고 해도 그것은 완치는 아닙니다. 특히 고령자의 경우에는 환경 등의 조건이 변함으로써 섭식, 연하 기능도 변화할 가능성이 있습니다. 예컨대 감기나 소화기계 질환에 이환된 경우나, 여름철에 식욕이나 및 수분 섭취가 감소해서 탈수증이 발생한 경우에는 섭식-연하기능도 악화됩니다. 그래서 퇴원시에 본인 및 그 가족에게 생활에 대한 교육을 실시하는 것이 중요합니다. 퇴원시 시행할 교육 내용은 표 5-2에 정리해 놓았습니다.

연하장애인의 섭식, 연하기능이 항상 일정하지 않은 점, 질식의 예방, 철저한 구강 관리로 흡인성 폐렴을 예방할 것, 즐기는 정도로 먹는 것에 관해 교육합니다.

II. 연하환자가 가정생활 중에 악화될 수 있는 원인

연하장애를 일으키는 가장 흔한 원인은 고령과 뇌졸중입니다. 최근에는 식단이 서구화되면서 동맥경화가 진행되어 본인도 모르는 사이에 다발성 뇌경색이 생기는 환자도 많습니다. 작은 크기의 경색이 반복되면 가성

표 5-2 재택생활에 대한 교육 내용

---

1. 장애인의 섭식 연하기능은 항상 일정치 않다. 상황에 맞게 대처할 필요가 있다.
   1) 그 날의 상태에 따라 연하기능이 다른 경우가 있다. 어제와 똑같다고 결코 말할 수 없다.
   2) 먹고 있는 중에도 상태가 변하는 경우가 있다. 먹기 시작할 때는 피로가 없었고 연하기능이 좋았는데 피로와 함께 기능이 저하될 수 있다. 피로가 오면 섭식을 중단한다.
   3) 섭식량, 음수량의 저하로 인해 저영양상태나 탈수증을 일으킬 위험성이 있다. 이 같은 상태에 빠지면 연하기능은 더 악화된다. 때로는 정맥 주사를 맞는 편이 낫다.
2. 간병인이 성급해지면 질식을 일으킬 위험성이 있다.
   1) 구강 안으로 꾸역꾸역 음식물을 밀어 넣지 않는다.
   2) '꿀꺽' 하고 연사반사가 일어나는지 확인한다.
   3) 한 번 입안에 음식을 넣으면 2~3번 삼키도록 철저히 체크한다.
3. 폐렴은 음식물의 흡인 이외에도 타액의 흡인에 의해 발생될 위험성이 있다.
   1) 항상 그 날의 섭식상태를 주의해서 관찰한다.
   2) 매일 1일 4회 이상의 구강 관리를 빠지지 않고 시행한다.
4. 식사를 전량 입으로 먹지 못해도 만족하는 장애인이 비교적 많다. 나머지 영양섭취는 다른 방법(위루 등)으로도 가능하다.

구마비를 일으킬 수 있으므로 예방이 중요합니다. 정기적인 진찰과 간호사의 교육을 통해 실제 생활 속에서 문제를 확인해야 합니다.

가정에서 살고 있는 고령 장애인은 연하기능의 측면뿐 아니라 영양면에서도 식사 내용을 검토해야 합니다. 저단백혈증을 발생시키지 않도록 주의하고, 이와 함께 칼로리 및 지질의 과다섭취를 예방하도록 교육할 필요가 있습니다. 또한 여름철에는 탈수증을 예방하면서 운동량도 저하되지 않도록 정기적으로 지도하는 것이 중요합니다. 뇌경색의 재발을 막기 위해 항혈소판제나 혈압강하제 등을 복용하고 있다면 복약 주의사항을 잘 지키고 있는지 확인해야 합니다.

고령의 연하장애인의 기능을 악화시키는 원인은 뇌경색뿐만이 아니라 폐용(disuse) 증후군이 있는데, 특히 폐용성 근력저하와 관절구축도 큰 문제입니다. 따라서 가벼운 운동을 꾸준히 하는 것이나 스트레칭을 하는 것도 그런 의미에서 중요합니다. 개호보험에서 제공하는 서비스를 이용해서 자리보전(bed-ridden) 상태를 방지하는 일은 빠질 수 없는 중요한 과제입니다.

겨울철에는 독감으로 시작하여 식욕이 저하되고, 기운이 없어지는 경우도 있습니다. 따라서 인플루엔자 예방접종을 권장해야 합니다(표 5-3).

II. 유지기 가정간호를 위한 지역사회 자원과 협력[56]

연하운동의 회복기 재활이 끝난 환자는 가능한 한 집으로 퇴원하는 것이 바람직합니다. 이제까지 독거생활을 하였거나 장애가 대단히 중한 경우에는 어쩔 수 없이 시설에 입소하는 경우도 있습니다.

가정 간호를 통해 장기간 양호한 상태로 기능을 유지하는 것은 결코 쉬운 일이 아니며, 환자와 그 가족을 오랫동안 지켜 봐온 의료인이 있어야 합니다. 이미 설명한 정기적인 진찰은 주치의에게 받는 것이 이상적이며

표 5-3 가정 생활에 대해 확인할 사항

1. 연하장애의 상황은 악화되지 않았는가? 개선이 있는가?
2. 다발성 뇌경색의 재발, 초발 예방은 하고 있는가?
   1) 식사 내용의 확인: 과잉 칼로리 섭취와 지질과다
   2) 수분량의 저하에 의한 탈수증 예방
   3) 적절한 운동량의 확보
   4) 항혈소판제, 혈압강하제 등의 복약 지도
   5) 기타: 충분한 수면, 스트레스 피하기
3. 폐용증후군의 예방은 확실한가?
   1) 근력, 지구력 저하의 예방
   2) 관절 구축의 예방
   3) 식욕저하, 수분섭취 저하의 예방
      *하절기: 탈수증- 정맥 주사 이용
      *동절기: 인플루엔자 - 예방접종

---

56 일본의 개호보험 제도의 일면을 엿볼 수 있다. 국내 사정은 이와 많이 다르다. (역자 주)

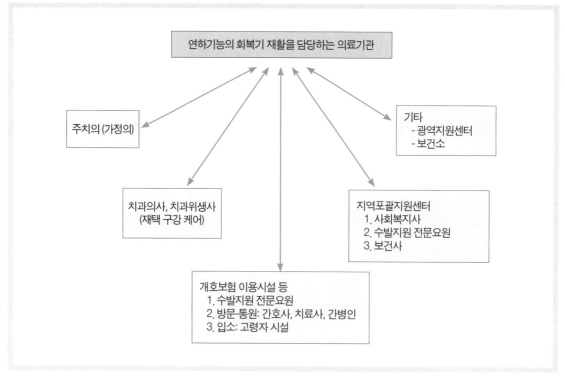

그림 5-9 유지기 재활을 위한 지역사회 자원과의 협력

이를 위해서는 정확한 정보 제공이 필요합니다. 또한 구강케어를 계속하기 위해서는 치과의사와의 긴밀한 협력이 필수적입니다.

개호 보험을 이용한 여러 가지 서비스는 당연히 받겠지만 케어 메니저나 간호사, 시설에서 활동하는 물리치료사, 작업치료사, 언어치료사, 간병인 등과 연락을 취하는 것도 중요합니다.

장애가 비교적 가벼워서 수발예방 서비스를 받는 경우에는 지역포괄지원센터와 협력합니다. 지역포괄지원센터에는 사회복지사, 수발지원전문원, 보건사가 활동하고 있습니다. 장애가 악화되면 집중적인 재훈련이 필요하게 되므로 지역과의 협력은 일방적이 아닌 상호간 의사소통이 필요합니다. 평소에 쌍방의 협력이 많으므로 지역자원과 협력을 위한 경로(pathway)가 만들어질 것으로 예상됩니다.

연하장애뿐만 아니라 다양한 장애인이 안심하고 상담을 받을 수 있는 시스템으로서 도, 시, 군 단위로 지역재활의료지원사업이 추진되고 있습니다. 제가 근무하는 오까야마 현에서는 광역지원센터나 보건소에 부담 없이 상담을 받을 수 있는 시스템이 구축되어 있습니다. 다른 많은 지역에도 이런 협력이 정착되기를 기대하고 있습니다(그림 5-9).

56 연하장애의 중증도 분류

I. 중증도 분류의 필요성

여러분은 누구라도 연하장애인은 되고 싶지 않다고 생각하겠지요. 그러나 '연하장애' 라고 한마디로 이야기하고는 있지만 그 장애의 정도는 다양합니다. '지금까지 적어도 한번은 사레든 적이 있다' 고 하는 정도의 사람은 임상적으로는 문제가 없으므로 통상적으로는 연하장애에 포함하지 않습니다. 그러나 '매일 한번 이상 사레가 들지만 발열은 없고 일상적인 생활은 가능하다' 고 하는 분은 어떨까요?

연하장애를 치료하기 위해서는 어느 정도의 연하장애인가를 구분하는 것이 필요합니다. 매일 사레드는 사람부터, 사레 드는 증상이 없는 무증상 흡인 때문에 폐렴이 빈발하는 사람에 이르기까지 동일한 치료를 할 수가 없기 때문입니다.

중증도를 분류하는 것은 기능적인 예후를 추정하는 일이나 치료효과를 판정하는 일에도 도움이 됩니다. 또한 유지기에 있는 환자의 경과를 관찰하는 데에도 유용하며, 장애에 관한 정보를 교환할 때 공통언어로서의 역할도 할 수 있습니다. 현재 일본에서 사용되고 있는 중증도 분류에는 '후지시마 분류(표 5-4)' 와 '사이토 분류(표 5-5)' 의 두 가지가 있습니다. 중증도를 판정하는데는 이미 서술한 문진, 선별검사(screening), 신체 검사, 연하기능 평가를 위한 여러 검사가 필요합니다.

MEMO 기능적 예후 >>>

재활치료를 통해 최종적으로 획득한 기능을 기능적 결과(functional outcome)라고 합니다. 그리고 본격적으로 재활치료를 시작하기 전에 기능적 결과를 예측한 것을 기능적 예후라고 합니다. 재활의학적 치료에 있어서는 미리 기능적 예후를 추정해서 치료계획을 세우는 것이 중요합니다. 초기의 컨퍼런스에서는 반드시 기능예후에 관해서 토의하여 치료수단을 결정하고 함께 목표를 설정합니다. 연하장애의 치료에 관해서도 마찬가지로 기능적 예후를 추정한 뒤에 치료내용과 방침을 결정합니다. 기능적 예후를 고려할 때에는 현재의 기능 수준이 중요하기 때문에 중증도 분류가 중요한 도구가 될 것입니다.

표 5-4 섭식 연하 능력의 중증도 분류(후지시마 분류)

능력		상태
IV. 정상	10	정상섭식, 연하능력 있음
III. 경증(경구 섭식)	9	상식(보통식사)의 경구섭취가능, 임상적 관찰과 지도 필요함
	8	특별히 삼키기 어려운 식품을 제외하고 세 끼 모두 경구섭취하고 있음
	7	연하장애식으로 세 끼 모두 경구섭취하고 있음
II. 중등증(경구와 보조 영양)	6	세 끼 모두 경구섭취하며 보조영양을 추가하고 있음
	5	일부(한두 끼) 경구섭취
	4	즐기는 정도의 섭식은 가능함
I. 중증 (경구 섭식 불가)	3	현재 상태가 정리되고 조건이 갖추어지면 섭식훈련이 가능함
	2	기초적 연하훈련만 가능함
	1	연하곤란 또는 불능으로 연하훈련의 적응증이 되지 않음

(후지시마, 1998)

표 5-5 섭식, 연하장애의 임상적 중증도 분류(사이토 분류)

		분류	정의	해설	치료 내용	직접적 훈련
흡인없음	7	정상범위	임상적으로 문제없음	치료할 필요없음	불필요	필요없음
	6	경도문제	주관적 문제를 포함해서 가벼운 문제가 있음	임상적으로 특정 원인에 의해 섭식 연하에 어려움이 발생함	간단한 훈련, 음식물 형태의 변경, 의치조정 등이 필요함	각 환자의 상태에 맞추어 실시
	5	구강문제	흡인은 없으나 주로 구강기 장애에 의해 섭식에 문제 있음	선행기, 준비기를 포함해 구강기를 중심으로 문제가 있으며 탈수나 영양부족의 위험 있음	음식물 형태의 변경, 식사 중의 감시가 필요함. 직접적 훈련은 외래에서 가능함	일반 의료기관이나 집에서 시행가능
흡인있음	4	기회흡인	때때로 흡인함. 혹은 인두잔류가 뚜렷하며 임상적으로 흡인이 의심됨	통상의 VFS로 인두잔류가 뚜렷이 보임. 혹은 가끔 흡인도 확인되고, 식사할 때 흡인이 의심됨	상기 방법에 더하여 인두기의 문제와 저작기능을 평가해야 함. 직접적 훈련은 일반병원의 외래에서 가능함	일반 의료기관이나 집에서 시행가능함
	3	수분흡인	수분은 흡인되나 점도를 조정한 음식물은 흡인 안됨	수분에서 흡인을 보이고, 흡인이나 인두잔류방지 수단의 효과는 불충분하지만, 점도조정식 등 음식물의 효과가 확실함	상기 방법에 더하여 수분 섭취시에 간헐적 경관영양법을 적용하는 경우있음. 직접적 훈련은 일반병원의 외래에서 가능함	일반 의료기관이나 집에서 시행가능함
	2	음식물흡인	모든 음식물이 흡인되고, 연하가 잘 안되지만, 호흡상태는 안정적임	수분, 반고형, 고형식에서 흡인이 확인되고 음식물 형태를 바꾸어도 효과가 불충분함	경구섭취는 불가능하며 경관영양이 기본. 직접적 훈련은 전문시설에서만 가능함	전문 의료기관에서만 시행 가능
	1	타액흡인	타액을 포함하여 모든 것이 흡인되며 호흡상태가 불량함. 혹은 연하반사가 전혀 일어나지 않으며 호흡상태가 불량함	항상 타액도 흡인되는 것으로 판단됨. 의학적인 안정성이 확보되어 있지 않음	의학적 안정을 목표로 한 치료가 기본이 됨. 지속적인 경관영양법이 필요함. 직접적 훈련은 적용하기 어려움	곤란함

(사이토, 2002)

II. 후지시마에 의한 섭식연하능력 등급

섭식 연하능력의 등급은 후지시마 이찌로(藤島一郎) 선생에 의해 1998년에 보고된 중증도 분류입니다. 현재 섭식 상황을 기준으로 경구섭취 유무와 보상적(compensatory) 영양 섭취법(보조영양)의 필요성을 사용하여 능력 정도를 구분하고 있습니다. 경증, 중등증, 중증은 임상적 관찰에 의해 각각 3단계로 세분해서 총 10단계의 평가법으로 구성되어 있습니다(표 5-4).

검사의 필요성 등을 명시하지 않기 때문에 중증도를 평가하는 것이 쉽지만, 임상 경험이 적은 의료인의 경우에는 판정에 오류가 있을 가능성이 있습니다. 잠재적인 능력을 평가하지 않고 현재의 상황을 기재한다면 틀리는 일이 줄어들 것입니다. 후지시마 선생은 현재 이러한 점을 고려하여 '섭식상황의 수준' 이라는 새로운 분류법을 개발하는 일에 몰두하고 있습니다. 가까운 시일 내에 보고될 예정입니다.

III. 사이토에 의한 섭식연하장애의 중증도 분류

섭식, 연하장애의 중증도 분류는 사이토 에이이치(才藤栄一) 선생에 의해 2001년에 보고되었고 그 뒤 이해하기 쉽도록 수정을 하였습니다. 그 분류는 흡인의 유무에 따라 크게 두 개의 군으로 구분하고 있는데 평가를 위해서는 비디오투시 연하검사(VFS) 등에 의한 객관적인 판단이 반드시 필요합니다. 흡인이 없는 경우는 3개로, 흡인이 있는 경우는 4개로 세분하여 총 7단계로 평가하도록 되어 있습니다(표 5-5). 연하장애의 재활을 전혀 시행한 일이 없는 시설에서는 사용하기 어려울 수도 있습니다. 그러나 일반 병원에서도 이 분류를 아직 사용하지 않는 경우가 있는데, 이미 도래한 고령 사회의 문제에 대처해 나가기 위해서는 필수적이라고 하겠습니다.

재활치료는 얼마나 효과가 있는가?

I. 연하장애 재활치료를 통한 기능 호전

재활치료를 통해 다시 먹을 수 있게 된 연하장애 환자는 대단히 많이 있습니다. 그렇다면 도대체 어떤 기능이 좋아진 것일까요? 망가진 신경세포가 다시 살아나진 않았을텐데 그렇다면 기능이 좋아진 메커니즘은 무엇일까요? 그것은 과연 훈련의 성과라고 할 수 있을까요?

'연하장애가 좋아진 것은 재활치료의 효과가 아니라 자연회복이 아닌가?' 하고 심술궂은 질문을 하는 사람도 있습니다. 그럴 때에는 '자연회복을 잘 할 수 있도록 길을 만드는 것도 재활의학의 중요한 역할입니다. 가만히 방치하면 자연회복도 되지 않습니다. 연하훈련이 재활치료의 전부는 아닙니다' 라고 힘있게 대답합니다. 그러나 이런 대답은 과학과는 조금 거리가 먼 것입니다. 재활치료가 효과가 있는 메커니즘에 관해서는 잘 모르시는 분이 많은 듯 한데, 지금부터 차근차근 읽어 주시기 바랍니다.

현재 재활치료의 효과를 바라보는 관점은 그림 5-10에 정리하였습니다. 기능 훈련에 의한 효과는 ① 폐용(disuse)에 기인한 기능장애의 개선 ② 신경계의 재학습을 통해 획득된 신경회로의 재통합 ③ 기능 훈련을 통한 능력장애를 극복 등이 있습니다. 기능훈련 이외의 효과로서는 ① 보상적 수기(compensatory maneuver)를 이용한 능력장애의 극복 ② 구강케어나 수분, 영양공급, 생활환경 개선, 그 외 다른 저해인자의 예방과 제거입니다.

II. 기능훈련에 의한 효과의 비율

기능훈련에 의한 효과가 어느정도인지에 관한 보고는 최근에 와서 조금씩 증가하고 있습니다. 특히 중증도 분류를 사용한 이후로 데이터가 모이게 되었습니다. 즉 후지시마에 의한 섭식, 연하능력 등급에 따라 1 또는 2로 분류되었거나, 사이토에 의한 섭식-연하장애의 중증도 분류에서 3이나 4로 분류된 경우는, 완전히 회복되었다고 말할 수는 없지만 그렇다고 만족감을 전혀 얻지 못하는 것은 아닙니다. 이 책에서 구체적인 데이터를 제시하기에는 시기상조이기 때문에 잠시 보류해 두겠습니다.

여기서는 저희가 1997년에 조사한 뇌졸중 환자의 데이터를 말씀드리겠습니다. 한쪽 대뇌병변에서는 급성기에 30~60%에서 연하장애가 나타났지만, 2주 후에는 3% 전후였습니다. 대부분이 자연치유되는 것입니다. 뇌간 병변 환자들은 약 40%에서 지속적인 연하장애를 보였습니다. 2주 이상을 지나 저희 병원 연하팀에 재활치료가 의뢰된 환자들의 데이터는 그림 5-11에 정리했습니다.

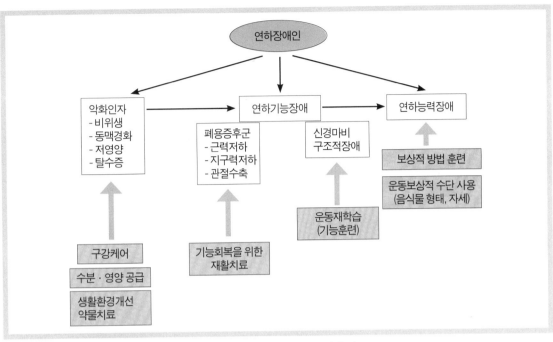

그림 5-10 **연하장애 재활의 효과**

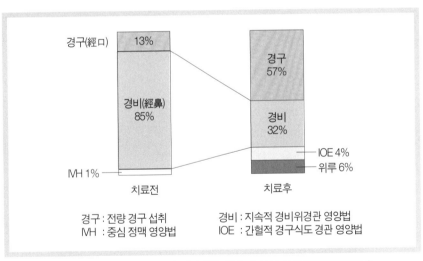

그림 5-11 **뇌졸중환자에서 연하재활 전후에 섭식 상황의 변화(1997년)**

치료 전에 보조영양을 사용하지 않고 입으로만 식사를 시행했던 환자는 13%에 불과했지만 훈련을 통해 57%로 증가하였습니다. 물론 섭식시에 아무런 조치 없이 먹을 수 있는 환자는 거의 없었습니다.

즐기는 정도의 소량 섭취만 할 수 있는 분도 좀 많았지만, 약 반수 이상이 어느 정도 보조적인 영양섭취법이 필요했습니다. 지난 10년간 위조루술(PEG)을 시행한 환자의 수는 여러배로 늘었으며, 경비위 경관 영양법을 장기간 지속하는 분들은 훨씬 줄었습니다.

III. 기능훈련의 기간

일본에서는 2006년 4월 의료수가 규정이 개정되면서 재활의학적 치료를 받을 수 있는 기간이 대폭 단축되었습니다. 이것은 사회정책적 문제 때문이었으며 환자의 이익을 고려한 개정은 아니었습니다. 그러나 입원치료가 긴 것이 최선의 치료라고도 볼 수 없습니다. 치료기간이 과도하게 길어도 환자가 집으로 퇴원할 기회를 잃어버리기 때문입니다. 현재 회복기 재활의학 병동에는 발병 후 2개월 이내에 입원할 것을 조건으로 하고 있습니다. 회복기 재활의학 병동에서의 연하장애 재활치료 기간은 평균 40~50일입니다. 물론 중증환자에게는 반년에서 일년간의 집중적인 치료를 요하는 경우도 있으나 제도적으로 5개월을 넘길 수 없습니다. 또한 퇴원 후에도 기능이 호전되는 경우도 많기 때문에 외래에서 1~2년간 경과를 관찰하기도 하고 때로는 일생에 걸쳐 생활지도가 필요한 환자도 있을 수 있습니다.

IV. 이후의 과제

연하장애의 재활치료는 결코 완벽하지 않습니다. 이제부터 더욱 더 연구해야 할 주제가 산적해 있습니다. 그것은 기술적인 진보와 근거중심 의료(evidence based medicine: EBM)의 측면에서도 요구되고 있으나 의료-복지 체제의 확립이라는 측면에서도 필요합니다(표 5-6). 앞으로 더 많은 의료, 복지 관계자들을 계몽하고 더 넓게 알려야 할 필요가 있습니다.

표 5-6 재활치료에 관한 이후의 과제

기술면에서의 진보
1. 연하반사를 유발할 수 있는 방법의 개발
2. 흡인을 방지할 수 있는 기술적 진보
3. 식괴 형성 측면의 진보
근거중심 의료(evidence-based medicine)를 위한 근거 창출
1. 간접 연하훈련의 유효성 검증
2. 연하장애의 병태에 관한 메커니즘 해명
의료-복지체제의 확립
1. 연하장애 재활에 관한 인식 확대
2. 지속적 경비위경관영양법의 단점에 관한 인식 확대
3. 퇴원 후 유지기의 관찰과 생활 교육을 위한 체계 확립
4. 변화하는 연하기능에 대한 지속적 평가
5. 장애의 악화 예방과 질병 재발에 관한 보건의료체계
6. 장애인의 삶의 질에 관한 의식 향상

58 최후의 수단, 외과적 치료

I. 수술은 언제하면 좋을까?

저는 연하장애에 대한 재활훈련이 효과가 없으면 외과적 치료를 계획하는 것으로 생각해 왔는데, 실은 외과적 치료가 재활훈련보다 오랜 역사를 가지고 있습니다. 연하장애인에게 수술을 시행한지 얼마되지 않아서 수술 없이 훈련으로 좋아지는 환자가 의외로 많다는 사실이 알려지게 된 것입니다. 현재는 기능훈련을 얼마동안 시행해 보고 그래도 좋아지지 않는 경우에 수술을 고려하는 의료인이 많다고 봅니다. 그러나 이비인후과의사 중에는 '장기간 기능훈련을 시행하는 것보다 회복되는 초기에 외과적 치료를 시행하는 것이 좋다'고 생각하는 분도 있습니다. 두경부 악성종양 환자의 경우에는 연하훈련을 시행하는 도중에 재발되어 결국 퇴원하기 전에 사망하는 경우도 있습니다. 뇌혈관 장애의 경우에도 재발의 위험성이 있고 고령자에게는 허혈성 심질환을 비롯한 다른 위중한 질환이 동반되어 있는 환자도 있습니다. 기능훈련이 먼저인지 수술이 먼저인지는 단정짓기 어려운 과제입니다. 저는 재활의학과 의사이기 때문에 우선 기능훈련을 먼저 하기를 권유합니다. 그러나 호전이 없는데도 언제까지나 기능훈련만 지속하는 것은 바람직하지 않다고 생각합니다.

II. 연하장애에 대한 수술치료

연하장애에 대해 시행하는 수술은 ①연하기능장애에 대한 외과적 수술과 ②보상적 영양섭취법을 위한 외과적 수단으로 크게 나눌 수 있습니다. 연하기능의 장애에 대한 외과적 수단은 다시 ①기능개선 수술과 ②흡인방지 수술로 나눌 수 있습니다. 기능개선을 위한 수술은 후두의 기능을 남겨둔 채로 섭식-연하기능을 좋게 하는 수술인데 대표적인 수술방법에는 윤상인두근 절단술이나 후두거상술, 설골하근군 절단술을 들 수 있습니다. 흡인방지 수술에는 생명을 구하기 위한 수단으로 기관절개술(tracheostomy)이 대표적입니다. 그러나 커프(cuff)가 있는 캐뉼러(cannula)를 사용해도 폐렴이 반복되는 경우도 있으며, 입으로 음식을 먹기를 간절하게 원하는 환자가 있기 때문에 이런 경우에는 후두전적출술(total laryngectomy)이나 후두폐쇄술, 기관식도 봉합술 등을 시행합니다.

보상적 영양섭취를 위한 외과적 방법은 제39항에서 이미 소개하였는데, 그 대표적인 것이 경피적 내시경적 위조루술(PEG)입니다.

PEG가 시행되는 건수는 급증하고 있으나 반드시 이상적인 수술은 아닙니다. 단점도 많습니다. 이전에 위전적출술(total gastrectomy)을 받은 환자나 위식도역류증이 현저한 경우에는 다른 수술을 선택합니다. 위조루술

이외에는, 장루조설술, 경피경식도위관삽입술(PTEG) 등이 있습니다(표 5-7).

표 5-7 대표적인 외과적 치료

술식			내용
연하 기능의 장애에 대한 치료	기능 개선 수술	윤상인두근 절단술	윤상연골의 후방에서 식도입구부에 위치하는 윤상인두근을 세로로 절단함으로써 식괴가 입구부를 통과하기 쉽게 한다. 윤상인두근 이완부전이 적응증이다.
		후두거상술	후두를 상전방으로 당겨 올리는 수술로, 설골을 하악골로 당기는 설골전방견인술과, 설골을 갑상연골에 고정시키는 갑상연골설골고정술이 대표적이다. 후두가 상전방으로 견인되면 후두개는 아래로 뒤집히고, 후두강을 덮는 모양이 되므로 흡인하기 어렵게 된다. 동시에 식도입구부도 잡아당겨져 넓어진다. 과도하게 당겨지면 호흡이 힘들어지는 것이 결점이다.
		설골하근군절단술	후두를 아래로 당겨내리는 작용이 있는 흉골설골근과 견갑설골근을 절단하는 수술인데 후두거상술과 동시에 시행한다. 후두가 올라가기 쉬워진다.
	흡인 방지 수술	기관절개술	기관의 전면에 절개를 가하고 절개공에 기관 캐뉼러(cannula)를 삽입하는 방법이다. 장기간 유지해야 하는 경우는 육아 형성을 예방하기 위해 기관개창술(fenestration)을 한다. 호흡을 도와주는 목적으로 시행하는 경우와 타액의 기관내 유입을 방지하기 위한 경우가 있다. 캐뉼러(cannula) 자체가 이물질이어서 감염원이 되는 경우도 있다.
		후두전적출술	후두를 적출해서 구강에서는 식도로만 통하도록 하고 호흡은 기관절개공을 통해 한다. 섭식은 어느 정도 가능해지지만 발성 기능을 상실하게 된다.
		후두폐쇄술	후두개를 피열부에 봉합하거나 가성대를 꿰매 붙이거나 성대를 폐쇄하는 수술인데, 호흡은 기관 절개공으로 한다. 후두는 보존되지만 폐쇄부전이 발생하기 쉽다.
		기관식도 봉합술	목에서 기관을 절단하여 기관의 위쪽 끝을 식도에 봉합하고, 기관의 아래쪽 절단단은 기관절개공으로 만드는 수술이다. 식사는 후두전정을 통과해도 봉합부를 통해 식도로 운반되며 폐 안으로 들어갈 수 없다. 호흡은 기관절개공으로 하는데 식도 발성이 가능하게 된다.
보조 영양법을 위한 수단	위조루술		내시경을 사용해서 복벽에서 위에 누공을 만드는 경피적내시경적위조루술(PEG)이 대부분이다. 위와 복벽사이에 장관이 존재하는 경우나 복벽이 두꺼운 경우에는 개복술로 위루를 조설한다.
	장조루술		뚜렷한 위식도 역류증의 경우에는 PEG의 누공에서 캐뉼러(cannula)를 십이지장으로 삽입하는 경우가 있다. 또한 위전적출술을 받은 환자도 개복하여 공장(jejunum)에 장루를 만들기도 한다.
	경피식도위관삽입술(PTEG)		풍선을 식도 내에서 팽창시켜 초음파로 확인하면서 목의 외측에서 풍선에 침을 찌름으로서 누공을 만들고 캐뉼러(cannula)를 위까지 삽입하는 방법이다.

59 응급상황의 조치와 안전 관리

I. 철저한 안전관리 매뉴얼

　의료분야에서는 환자에게 제공되는 의료내용이 향상되어야 할 뿐만 아니라 안전성 확보가 중요한 이슈입니다. 좋은 의료 시설로 평가 받는 진료기관에서는 반드시 안전관리 매뉴얼을 갖추고 있습니다. 이 매뉴얼에는 의료사고 방지를 위한 지침과 그 구체적인 방법, 진료 내용의 설명과 동의서(informed concent)를 받는 방법, 의료사고 발생시 대응 조치 등이 기술되어 있습니다. 재활의학과 영역에도 안전한 의료서비스 제공은 당연한 것으로서 일본재활의학회를 비롯하여 안전관리 매뉴얼의 시안(試案)이 마련되어 있습니다. 물론 연하장애의 재활에 대해서도 기술되어 있는데, 각 의료기관은 매뉴얼 및 체크리스트를 작성하여 평소에 읽는 습관을 들이는 것이 중요하다고 생각합니다.

II. 연하장애의 중증도를 살펴 파악할 것

　연하장애인에게 재활의료를 제공함에 있어서 가장 중요한 것은 결코 무리하게 시도하지 않는 자세입니다. 어느 영역이나 마찬가지이지만, '그 정도면 괜찮아' 와 같은 안이한 태도는 의료분야에서는 결코 용납되어선 안 됩니다. 그래서 평소 늘 환자의 장애 정도를 정확하게 판정하는 습관을 몸에 익혀서 무엇이 위험하고 무엇이 효과적인지를 서로 이야기할 수 있는 분위기를 만드는 데 힘써야 합니다.

　섭식능력을 평가하는 것과 흡인의 위험성은 동전의 양면과도 같습니다. 한번 괜찮다고 해서 다음에도 괜찮은 것은 아닙니다. 언제나 담당하는 환자의 장애가 어느 정도의 중증도인지, 매일 변하지 않는지, 하루 사이에도 변화가 없는지 등에 관해서 상세하게 검토해야 합니다. '오늘은 피곤한 것 같으니 흡인의 위험성도 높다' 고 살펴서 파악할 수 있게 되면 의료사고는 미연에 방지할 수 있습니다. 또한 의료는 한 사람이 하는 것이 아니기 때문에 정보를 서로 교환해서 최선의 안전한 의료를 제공해야 합니다.

III. 흡인 예방을 위한 대책

　음식을 먹고 흡인이 발생했다면 질식이나 흡인성 폐렴이 발생할 위험성도 높아집니다. 물론 섭식을 시행하지 않는다 해도 타액이 흡인되는 환자가 있다는 것은 이미 언급하였습니다. 이러한 흡인의 위험성을 미리 예견해서 방지하는 것이 연하장애를 치료하는 사람에게는 불가결한 요소입니다.

연하장애의 고위험 요소인 의식장애, 탈수증, 치매, 심한 운동장애, 정신장애, 고령, 심각한 심폐 합병증, 소화기 합병증, 구토 등에 관해서 이전의 의무기록 정보나 병력, 신체검사 소견을 통해 파악해야 합니다. 섭식을 시작할 것인지 결정하는 것은 평가와 검사를 통해 기준을 충족하는지 검토해야 하며, 의사나 간호사, 언어치료사를 비롯한 다양한 직종 사이에 서로 이야기할 필요가 있습니다.

안전한 음식물 형태나 섭식 자세는 환자의 상태에 따라서 조금씩 높여 나가야 하지만, 그 계획과 평가 기준을 식사 계획서에 명기합니다. 또한 실시 내용은 의료진이 볼 수 있는 곳에 항상 게시하여 잘못된 음식물 형태를 섭취하거나 다른 환자와 식사 내용이 바뀌는 경우가 없도록 확인할 수 있는 시스템을 마련해야 합니다. 치료 내용은 의료진만 알고 있어선 안 됩니다. 섭식 훈련 계획의 내용이나 진행방법, 위험요소에 관해서는 환자, 가족에게 충분히 설명해서 동의를 얻은 후에 진행하는 것이 중요합니다.

IV. 흡인에 대한 준비

계획에 만전을 기했더라도 흡인이 전혀 발생하지 않는다고 할 수 없습니다. 그러므로 흡인할 때에 어떻게 하면 좋을지를 미리 생각해서 준비해 두어야 합니다.

폐렴이 발생하지 않도록 하는 구체적인 방법 중에 중요한 것은 구강위생을 철저히 관리하고 기침반사를 유발하는 것입니다. 구강위생을 철저히 관리하도록 평소에 역할분담을 명확히 해야 합니다. 기침반사를 유발하는 방법 중에는 간접적 연하훈련을 하면서 기침훈련을 미리 해 두는 것입니다. 그 외에도 어떻게 하면 기침이 쉽게 유발되는지 미리 확인해 두는 것도 중요합니다. 또한, 흡인(aspiration)에 대비해서 곧 흡인(suction)을 할 수 있도록 흡인기(suction)를 준비한 상태로 섭식을 시작합니다. 식후에는 구강내 상태를 확인합니다. 입을 벌려서 잔여물이 없는지 확인하고 꼼꼼하게 구강위생 관리를 실시합니다. 사레증상이 없는 흡인 환자에게는 맥박 산소측정기(pulse oximeter)를 준비해서 식전, 중, 후의 동맥혈 산소포화도를 측정하거나, 식사할 때 인두잡음이 없는지를 조사하는 것도 유용합니다. 전신상태는 적절히 체크하여 섭취/배설 균형(intake/output balance)이나 체중 변동을 관찰하고, 또한 필요한 경우 혈액검사나 흉부 X선 촬영도 시행합니다. 감염증이 발생하면 다른 환자에게 전파되지 않도록 타액이 묻은 물건을 주의해서 취급하고, 손 씻기 지침을 철저하게 준수합니다.

목숨을 소중하게 여기자

I. 목숨의 소중함

대학에 있다 보니 학술지에 투고된 논문을 심사하는 경우가 종종 있습니다. 언젠가 연하장애의 재활을 통해 뚜렷하게 호전되어 입으로 먹을 수 있는 환자가 늘었다고 보고하는 내용의 논문을 심사하게 되었습니다. 처음 읽을 때는 대단히 열심이었다는 인상을 받았는데 원고의 반쯤 와서 10%의 환자가 흡인 때문에 사망했다고 쓰여 있는 것이 눈에 띄었습니다. 재활의학에 오랫동안 몸담고 있으면서 입원환자에서 뇌졸중이 재발하거나 심근경색이 생겨서 사망한 경험은 드물게 하였지만, 재활치료 자체가 원인이 되어 흡인성 폐렴이나 질식으로 사망한 경우는 한 번도 없었습니다. 나에게는 10%라는 사망율이 너무도 이상하게 느껴졌습니다. 타액이 흡인되면서 폐렴이 발생하는 경우도 그렇게 많지 않습니다. 물론 그 논문은 '게재 불가'로 평가하였습니다.

연하장애가 있는 환자에게 섭식의 즐거움을 주고 싶은 마음은 저도 마찬가지입니다. 그러나 사람의 목숨을 빼앗으면 안됩니다. 우리들이 현대 과학의 힘을 빌린다 해도 현재의 지식과 기술로서는 목숨을 만들어 낼 수 없습니다. 없어진 목숨을 되돌리는 것은 불가능한 것입니다. 아마도 식물상태에 빠진 사람들의 눈을 뜨게 하는 의료기술이 생명을 만들어 내는 기술보다 먼저 개발되리라 봅니다.

사람의 생명의 존엄함은 장애의 중함이나 나이로 결정되지 않습니다. 아무리 장애가 중증이라 해도, 열심히 살아 가는 환자나 그 가족의 모습은 아름답습니다. 연하장애를 비롯한 재활의학적 치료, 복지, 보건 분야에서 일을 할 독자 여러분은 꼭 이런 마음을 가져 주시기 바랍니다.

맺는 말

이 책을 쓰기 시작했을 때는 초보자를 위한 입문서를 쓰고자 했습니다. 그래서 가능하면 평이한 문장으로 알기 쉽게 기술하려고 노력했습니다. 원고를 쓰면서 의외로 전문적인 내용이 포함되어 있어 신경이 쓰였습니다. 이 책을 여기까지 독파해 주신 여러 의료인들과 학생들에게 마음으로부터 경의를 표합니다. 이 책을 읽은 여러분은 연하장애의 재활을 시작하기에 충분한 지식을 얻으셨다고 생각합니다. 제발 훌륭한 의료팀을 만들어서 많은 환자를 돕는 경험을 통해 더 나은 의료 서비스를 제공하시기 바랍니다.

원고를 끝내면서, 공동집필을 담당해 주신 모든 선생님들께 감사를 드립니다. 또한 바쁘신 중에도 일러스트레이션을 맡아 주신 야마사끼 비끼 양께도 깊이 감사 드립니다.

쯔바하라 아키오

찾아보기